U0377115

ESSENTIAL ATLAS OF SPONDYLOARTHRITIS

中国风湿病图谱
——脊柱关节炎分册

主　编　张奉春　黄　烽　戴生明

副主编　许韩师　李　萍　贾　园　陈智勇　赵洪军

复旦大学出版社

主编简介

张奉春,男,主任医师,教授,博士生/博士后导师,享受国务院特殊津贴。1982年毕业于北京医科大学(现北京大学医学部),历任北京协和医院内科住院医师、总住院医师、主治医师和副主任医师,1999年晋升为主任医师。2002~2014年担任北京协和医院风湿免疫科主任,2010年起任北京协和医院内科学系主任。

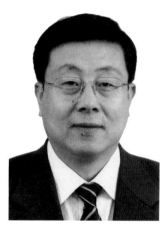

1987年开始从事风湿专科临床和基础研究。1993~1998年曾先后两次赴美做博士后研究,主要从事自身免疫病发病机制的研究。1996年任中华医学会风湿免疫学分会青年委员。2000年任中华医学会风湿病学分会常委兼学术秘书,2004~2010年任中华医学会风湿病学分会第六、第七届主任委员。2009年起任中国医师协会风湿免疫专科医师分会首届及第二届会长,建立了风湿免疫病教育部重点实验室。

任《中华临床免疫和变态反应杂志》主编、《中华风湿病学杂志》副主编、《中国骨与关节杂志》副主编。主编多部学术专著,包括《风湿病诊断与诊断评析》《风湿免疫学高级教程》《类风湿关节炎》《风湿免疫病学》(全国住院医师培训规划教材)、《协和风湿免疫病答疑》《风湿病诊疗指南》(第二版)等。

近年来,承担重大新药创制科技重大专项课题"自身免疫性疾病及糖尿病新药临床评价研究技术平台"、国家科技支撑计划课题"干燥综合征诊断方法及诊断标准的建立"、卫生行业专项课题"风湿免疫病诊疗关键技术临床推广及转化应用研究"、卫生部重点学科基金"原发性胆汁性肝硬化的临床和基础研究"及4项国家自然基金资助项目、1项"863"和1项13·5课题等重大科研项目。

2005年获中华医学科技奖(第三完成人)、中华医学科技奖二等奖(第二完成人)、教育部科学技术进步奖二等奖(第一完成人);2011年获北京市科学技术奖三等奖(第一完成人);2015年获北京市科学技术进步奖二等奖(第一完成人)及中华医学科技奖三等奖(第一完成人)等。近5年发表SCI收录论文50篇,总影响因子达200。被授予2008年度首都十大健康卫士的称号,2010年获全国医药卫生系统先进个人称号。

主编简介

黄烽,中国人民解放军总医院风湿科主任医师,教授,博士生导师,全军风湿病专科中心主任。现任中国医促会风湿免疫学分会副主任委员、中国中西医结合协会风湿类疾病专业委员会副主任委员、全国卫生产业企业管理协会风湿病与分子免疫分会副会长、全军医学免疫学专业委员会副主任委员、《中华风湿病学杂志》副总编,国家自然基金委杰出青年基金获得者,1998年开始享受政府特殊津贴,2014年被评为全国优秀科技工作者。曾任国际强直性脊柱炎评价协会(ASAS)顾问委员会委员、中华医学会风湿病学分会副主任委员、中国医师协会风湿免疫病医师分会副会长。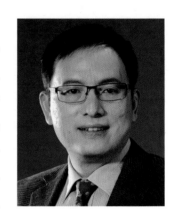

主要从事强直性脊柱炎等脊柱关节炎的早期诊疗、预防及病因与发病机制的研究。科研课题获国家科技部"973"项目、"十二五"国家科技支撑计划等重大科研项目以及10余项国家自然科学基金课题共计近4 000万元的经费资助,拥有2项国家发明专利并成功转让。在国内外著名风湿病学期刊发表论文460余篇,其中88篇被SCI收录。科研成果分别获军队科技进步一等奖,军队医疗成果一等奖,中华医学科技奖一、二等奖,"求是"杰出青年奖等,是卫生部首届"中青年医学科技之星""军队保健先进个人"获得者,被评为总后勤部首届"学习成才标兵"、首届解放军总医院"名医""优秀博士生导师"和"十佳教师",2次荣立二等功,一次荣立三等功,2010年入选新世纪"百千万"人才工程国家级人选。

主编简介

戴生明,现任上海市第六人民医院风湿免疫科主任、主任医师,上海交通大学医学院博士生导师。

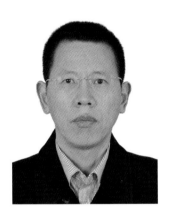

曾在第二军医大学长海医院工作,于2012年在全军破格晋升为主任医师、教授。于2016年11月转会至上海市第六人民医院,创建风湿免疫科,带领团队主攻银屑病关节炎、强直性脊柱炎、类风湿关节炎等风湿免疫病。

先后主持国家973计划课题1项、国家自然科学基金课题7项。作为第一作者/通讯作者,发表SCI收录论文30余篇,累计影响因子130余分。主编《银屑病关节炎》(人民卫生出版社,2018)等著作。作为第一完成人荣获军队医疗成果奖二等奖2项、军队科技进步奖三等奖1项、军队医疗成果奖三等奖1项、上海医学科技奖三等奖1项;作为第二完成人荣获上海市科技进步一等奖1项、上海医学科技奖二等奖1项;作为第五完成人荣获国家科技进步奖二等奖1项。曾荣膺上海市"银蛇奖"一等奖、军队"科技新星"、上海市"优秀博士"、上海市"浦江人才"等称号。

兼任上海市医学会风湿病专科分会副主任委员(连任)、中华医学会风湿病学分会委员、中国医师协会风湿免疫科医师分会委员、上海市医师协会风湿免疫科医师分会委员,曾任中华医学会风湿病学分会第7、8、9届青年委员等。

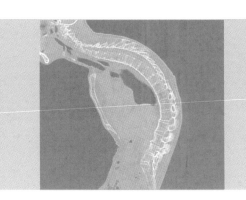

序一

　　《中国风湿病图谱——脊柱关节炎分册》是中国风湿病图谱系列丛书的第三部。前两部《中国风湿病图谱——类风湿关节炎分册》和《中国风湿病图谱——系统性红斑狼疮分册》一经出版就受到广大读者的好评。很多读者反映,通过这两部书了解了疾病的发病基础和临床特点。特别是通过一些患者的真实体征和影像学图片,仿佛看到一个个真实的病例,有身临其境的感觉,这些读者的真实感受让我们大受鼓舞,因此有了继续组织编写新病种的决心和动力。

　　脊柱关节炎在风湿免疫病中占有重要地位,在风湿免疫病中被独立列为一大类病种。随着影像学检查的进步以及对这类疾病遗传免疫学的深入研究,脊柱关节炎已成为严重危害人类健康的一组疾病,其患病率逐年升高,风湿科医师甚至非风湿科医师都应对这组疾病有所了解。

　　脊柱关节炎的诊断主要靠关节炎性表现、家族遗传史及遗传标志物,特别是人组织相关抗原B27位点(HLA-B27),关节外的肌腱端附着点炎,皮疹和眼部表现等。影像学对诊断及评估预后意义重大。这些病例资料在一般教科书中很难全面详细地描述,特别是临床体征结合各种影像学变化的病例。本书把患者的临床体征和多种影像学变化通过图文并茂的形式展现在读者面前,逐一描述,让读者耳目一新,这样更容易掌握脊柱关节炎的各种表现。

　　本书分七章,第一章为脊柱关节炎总体描述,第二章至第六章分别描述了脊柱关节炎中各种疾病的特点,阐述各种疾病的共性以及各自的特点。这些章节通过一个个病例的变化,病程发展变化的特点,加深读者对脊柱关节炎的认识。由于这些疾病有其共同特征,因此难免有些图片在不同章节中出现类似的现象,但是只要认真阅读,还是能看到更多细微的不同之处,加深对这类疾病各个方面的认识。

　　这本书仍然采取向全国风湿科医生广泛征集图片的形式,全国众多医生积极参与,把工作中收集到的宝贵照片贡献出来,让读者学习,在此向这些编者表示衷心的感谢。我也深深地感谢我的好朋友,学术造诣深厚、知识渊博的同道黄烽教授、戴生明教授,以及全体编委会的同道,没有你们辛勤地工作,本书也难以成册。还要感谢欣凯公司肖飞博士的策划和大力支持。

张奉春

2021 年 1 月

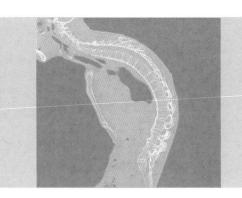

序二

　　脊柱关节炎是一组常见的慢性炎症性风湿免疫病,具有特定的病理生理、临床、放射学和遗传特征。在我国,脊柱关节炎的患病率为 0.5%～0.9%,通常在 20～30 岁发病,主要造成患者脊柱疼痛和僵硬,受累关节可能发生进行性融合,进而出现残疾。

　　对于风湿科医生而言,正确认识脊柱关节炎的临床表现,对于诊断和评估病情是必不可少的,而在诸多认识疾病的方法中,图片是最直观的一种。这本图谱的所有图片来自全国风湿科医生在临床的真实拍摄,医生们希望通过这本图谱分享一些病例,包括脊柱关节炎的临床表现和影像学特点。

　　这本图谱作为已经出版的《中国风湿病图谱——类风湿关节炎分册》和《中国风湿病图谱——系统性红斑狼疮分册》的姐妹篇,共收录 267 个病例,超过 600 张脊柱关节炎图片,这些图片形象地展示了脊柱关节炎的各个方面,希望能用图文并茂的形式,全方位展示脊柱关节炎这一组疾病。

　　我们把具有代表性的病例集中在这本图谱里,力求使每位临床医务工作者收集来的病例能得以更好地展示。另外,数十位全国风湿科医生认真负责地审核各自负责的章节内容,可以说,这本图谱的每章内容都凝聚了编委们大量的心血和智慧。

　　无论是参与审稿的编委们,还是从临床一线收集整理图片的编者们,他们都为本书的出版做出了重要贡献。本书的出版是全体编委、编者共同努力的结果,在此向所有编委、编者,以及每位对本书做出贡献的编辑们表示由衷的感谢。

　　作为一本图谱,相信本书仍然存在诸多不足之处,敬请广大医生同道对本书提出宝贵建议,以利于今后不断完善和提高。

黄烽

2021 年 1 月

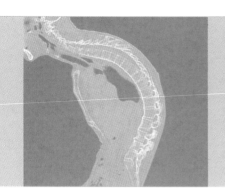

序三

在众多国内风湿病医生的共同参与、支持与见证下，《中国风湿病图谱——脊柱关节炎分册》顺利完成了组稿、审稿、出版，与各位读者见面了。中国风湿病图谱系列丛书的成功出版，一次又一次地体现了国内风湿病医生团结协作的精神，也充分展示了团结合作的力量。

脊柱关节炎是一大类既古老又年轻的疾病。作为一种客观疾病非常古老，考古学证据可追溯至公元前2500年；作为一种疾病名称又非常年轻，在历史上先后有10余种病名描述该类疾病，1941年该类疾病的原型"强直性脊柱炎"仍被美国风湿病学会归为类风湿关节炎的一个亚型"rheumatoid spondylitis"，直到1963年12月5日美国风湿病学会在"关节炎与风湿病的命名与分类"中才把它作为一种独立疾病，1974年Moll和Wright提出"血清阴性脊柱关节病"以概括强直性脊柱炎、反应性关节炎、银屑病关节炎、肠病性关节炎等疾病。2005年，国际脊柱关节炎评价工作组（ASAS）为了强调该类疾病的炎症性质，建议用"脊柱关节炎（spodyloarthritis）"替代"脊柱关节病（spondyloarthropathy）"，并于2009和2011年先后发布了中轴型脊柱关节炎和外周型脊柱关节炎的分类标准。

脊柱关节炎的临床表现多种多样，其症状和体征既包括肌肉骨骼方面的异常表现，如炎性腰背痛、肌腱端附着点炎和指/趾炎；也包括关节外表现，如葡萄膜炎、指/趾甲异常、炎性肠病等。在临床，医生面临的巨大挑战是——早期患者常常只出现这些临床表现的1~2种，因此国内外脊柱关节炎的误诊和漏诊现象非常普遍。集结、出版脊柱关节炎不同临床表现的图谱，将极大提高临床医生对该类疾病的感性认识，很大程度上可以减少我国脊柱关节炎的误诊率和漏诊率，这也是编写本书的初衷。

本书共收录267个病例，600余张脊柱关节炎图片，所有入选病例均来自临床一线医生的日常拍摄，他们为本书提供了优质素材。另外，本书还经过数十位风湿科医生编委们的审稿，以确保每个章节的质量，因此，本图谱中每个章节的内容都是广大风湿科医生的心血和智慧的结晶。希望本书的出版能让更多临床工作者和医学爱好者了解中国脊柱关节炎患者的现状，熟悉脊柱关节炎患者的疾病表现以及影像学特征，从而缩短诊断延误时间、及时给予恰当治疗，改善患者预后，减少残疾的发生。

在此向所有编委、编者，以及每位为本书做出贡献的编辑们表示感谢。因出版时间仓促，本书如有不妥之处，恳请广大读者提出宝贵的修改建议，谢谢！

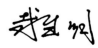

2021年1月

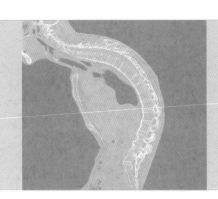

目录

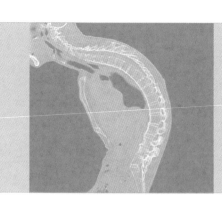

第一章　脊柱关节炎

脊柱关节炎(spondyloarthritis,SpA)既往又称血清阴性脊柱关节病(seronegative spondyloar-thropathy)或脊柱关节病(spondyloarthropathy,SpA),这是一组相互关联的,在流行病学、临床表现及放射学上具有共同特征的血清阴性炎症性关节病变的多系统炎性疾病,包括强直性脊柱炎(ankylosing spondylitis,AS)、银屑病关节炎(psoriatic arthritis,PsA)、反应性关节炎(reactive arthritis,ReA)、炎性肠病性关节炎(inflammatory bowel disease arthritis,IBDA)以及未分化脊柱关节炎(undifferentiated spondyloarthritis,uSpA)等。

SpA 具有一些共同特征,如:①中轴关节常受累;②与 HLA-B27 有不同程度的关联,其中以 AS 尤为密切;③常有关节外表现,如眼炎、银屑病样皮疹或指/趾甲病变、尿道炎、前列腺炎等;④外周关节炎以下肢为主,一般为非对称性;⑤通常类风湿因子阴性;⑥有发生骶髂关节炎倾向;⑦病理特征是肌腱端附着点炎,而不是滑膜炎;⑧有家族聚集倾向。这类疾病同时又存在不同特征(表 1-1)。

表 1-1　脊柱关节炎的不同疾病特征

特　征	强直性脊柱炎	银屑病关节炎	反应性关节炎	炎性肠病性关节炎
性别(男:女)	2~3:1	1:1	1:1	1:1
发病年龄(岁)	<40	35~55	20~40	任何年龄
骶髂关节炎或脊柱炎	100%	~20%	~40%	<20%
骶髂关节炎对称性	++++	+	+	+++
外周关节炎	~25%	95%	90%	50%~20%
分布	中轴和下肢	各部位	下肢	各部位
HLA-B27 阳性	85%~95%	25%~60%	30%~70%	7%~70%
葡萄膜炎	0~40%	~20%	~50%	<15%

一、HLA-B27 的结构与功能

HLA-B27 是主要组织相容性复合体(major histocompatibility complex,MHC)中 B 位点编码的 I 类表面抗原。研究人员已确认包括 HLA-B27 在内的 3 种 HLA I 类分子的 X 线晶体三维结构。3 个经典的 HLA 位点分别编码各自的 I 类 MHC 基因产物(HLA-A、HLA-B 和 HLA-C),相对分子质量为 44 000,以非共价键方式与 β_2 微球蛋白一起表达于细胞表面。表达于细胞表面的Ⅰ类分子包含HLA复合物编码的重链、β_2微球蛋白和大小为9～11个氨基酸的内源性多肽。该复合体在内质网内装配,供多肽结合。残基沿抗原结合的沟槽形成口袋,以容纳所结合的多肽侧链。通过这种方式,不同的多肽与不同的Ⅰ类分子相结合。多肽可为机体正常成分,也可来自细胞内感染因子或肿瘤。被结合的多肽和Ⅰ类分子在细胞表面,供T细胞识别。

不同的HLA-B27亚型在多肽结合的沟槽内有共同的氨基酸序列,包括HLA-B27独特的70位赖氨酸和97位天冬酰胺残基,以及9位组氨酸、24位苏氨酸、45位谷氨酰胺、67位半胱氨酸和71位丙氨酸。几乎所有能与HLA-B27相结合的多肽均在第2位带有精氨酸残基。但B27相关性疾病是否是一种特殊多肽或多肽家族与HLA-B27结合的疾病目前尚不清楚。

二、发病机制

SpA发病机制尚不十分明确,已有证据显示多因素参与SpA的发病。

(一) HLA-B27基因的作用

在无放射学改变的中轴型SpA或AS患者中,*HLA-B27*基因的阳性率为74%～89%,与正常人群相比,等位基因比值比>50。*HLA-B27*阳性人群患SpA的绝对风险为2%～10%,但如果一级亲属中有SpA病史,则该风险升高,有研究显示可达25%～50%。在同卵双胞胎中,AS的共患率达60%。

迄今为止,研究人员已发现140多个蛋白序列水平变异的*HLA-B27*等位基因。AS与B*27:02(地中海人群)、B*27:04(远东-欧洲人群)、B*27:05(白人和世界各地人群)和B*27:07(南亚和中东人群)之间具有强相关性,另有约12个其他亚型也具有一定相关性。B*27:06(东南亚人群)和B*27:09(意大利南部和撒丁岛人群)与AS无关。后两者与B*27:04和B*27:05分别有两个和一个氨基酸的区别。这些差异影响其与肽链的结合、生化和细胞内行为以及HLA-B27重链的构象柔性,从而影响疾病易感性。一项关于HLA区域单核苷酸多态性(single-nucleotide polymorphisms,SNPs)的研究发现了少量其他具有统计学意义但弱相关的*HLA-*Ⅰ类和*HLA-*Ⅱ类等位基因(等位基因的比值比为1.06～2.35)。*HLA-B27*与中轴型SpA和AS之间关系的潜在机制仍未完全阐明。

与其他*HLA-B*等位基因不同,*HLA-B27*重链的一个特点是在肽结合槽的B囊中第67位氨基酸为游离的半胱氨酸,因此*HLA-B27*重链容易形成二硫键的二聚体和低聚物。在内质网上,这些低聚物可引发一种未折叠蛋白反应,促进IL-23产生。在细胞表面,这些二聚体可与天然免疫系统的受体,特别是杀伤细胞免疫球蛋白样受体3DL2(KIR3DL2)相互作用。在人和动物模型的研究中,这些过程可触发炎症反应。HLA-B27通过向CD8$^+$T细胞呈递肽链发挥作用,但具体肽链尚不明确。另外,在缺乏CD8$^+$T细胞的HLA-B27转基因大鼠也可发生关节炎和脊柱炎。易患SpA的HLA-B27转基因大鼠的树突细胞有多种异常,包括T细胞反应刺激受损、细胞骨架改变、Ⅱ类MHC分子表达降低、凋亡增加、诱导Th17细胞扩增倾向、调节性T细胞功能的改变等。

(二)全基因组相关性研究

全基因组相关性研究(genome-wide association studies,GWAS)研究显示,MHC区域(除*HLA-B27*外,还包括*HLA-B40*、*HLA-B51*、*HLA-B7*、*HLA-A2*和*HLA-DPB1*)约占SpA遗传易感性的20.4%,非MHC区域约占7.4%,另有72%的遗传易感性尚不明确。基于SNP的关联研究显示,有30多个非MHC基因或遗传区域会影响对AS的易感性(比值比1.1～1.9)。

这些位点中的大多数对其他免疫性疾病也具有易感性,特别是炎症性肠病和银屑病。这一组基因中最具代表性的是影响 IL-23 和 IL-17 信号通路的基因,如 *CARD9*、*IL12B* 和 *PTGER4* 可促进 IL-23 产生,而 *IL23R*、*TYK2* 和 *STAT3* 可影响 IL-23 刺激诱导 IL-17 及其他细胞因子的产生。其他脊柱炎相关性基因编码另外一些细胞因子或细胞因子受体、参与免疫细胞分化的转录因子和免疫或炎性反应激活或调节其他分子或氨基肽酶。

(三) 微生物组学

15%～20% 中轴型 SpA 与炎症性肠病、银屑病或 ReA 相关。由于这些疾病在临床上可能没有明显症状,因此这种关联性实际上可能更高。AS 易感基因座与炎症性肠病基因座之间有很大的重叠。炎症性肠病患者肠道菌群异常,这种异常可能和 AS 的发病有关。因此,真皮(银屑病)和黏膜(炎症性肠病)屏障的破坏以及免疫系统随后暴露于微生物可能与 SpA 的发病机制有关。

(四) 细胞因子与抗 CD74 抗体

SpA 的特征是附着点炎、滑膜炎和骨炎。研究人员基于解剖学和影像学研究发现,将附着点概念化为一个器官。该器官包括韧带或肌腱端以及相邻的肌腱、纤维软骨、脂肪垫、滑囊和滑膜,其主要功能是消除机械应力。尽管引起 SpA 炎症的诱因尚不明确,但已有研究发现,至少有两种途径参与炎症反应:肿瘤坏死因子(tumor necrosis factor,TNF)-α 信号通路和 IL-23/IL-17 信号通路。在 IL-23 刺激下,Th17 细胞可释放 IL-17。除 T 细胞外,AS 和 PsA 患者受损组织中的肥大细胞、粒细胞等天然免疫细胞和黏膜相关恒定细胞也可表达 IL-17。人类肥大细胞本身不产生 IL-17,但可通过受体介导的内吞作用主动捕获外源性 IL-17,受到刺激后释放 IL-17。在动物模型中,IL-23 的过度表达可导致类似于脊柱关节炎的炎症,提示 IL-23 可能是炎症的致病因素。附着点部位的 CD4⁺ 和 CD8⁺ T 细胞可在 IL-23 的作用下产生 IL-17 和其他促炎细胞因子,介导外周和中轴性附着点炎的发生。这些研究均证实 IL-23/IL-17 通路与 SpA 的表型相关。近年来,研究发现约 85% 中轴型 SpA 患者抗 CD74 抗体阳性,而对照组仅为 7.8%。抗 CD74 抗体的靶抗原为Ⅱ类分子相关恒定链肽(class Ⅱ-associated invariant chain peptide,CLIP)。抗 CD74 抗体与免疫细胞表面的 CD74 结合而参与 SpA 的发病,未来还需要进一步研究。

(五) 结构性损伤

中轴型 SpA 的骨骼损伤是骨破坏和异常骨形成的结果,两者可同时发生。骨质增生导致的骨赘形成和生长是造成本病特有的结构损伤的主要因素之一。中轴型 SpA 患者的韧带骨赘进展是高度可变的,在严重的情况下,它可以导致中轴骨骼甚至周围关节完全融合,这一进程背后的潜在机制还有待进一步研究。由于结构损伤多出现在承重骨,机械应力可能是炎症的重要启动因素,同时也很可能是炎症的维持因素。最近的研究多集中在三维 CT 的开发和使用、甄别与韧带骨赘增长有关的临床特点、采用 MRI 来识别脊椎异常、生物标志物、TNF-α 拮抗剂和非甾体抗炎药(nonsteroidal anti-inflammatory drugs,NSAIDs)对骨赘形成的影响等方面。

从分子水平来看,中轴型 SpA 的骨增殖可能是由骨形态发生蛋白、Wnt 通路蛋白、刺猬(hedgehog)蛋白和成纤维细胞生长因子及其相关的信号级联反应所介导的。骨增殖可被硬化蛋白(sclerostin)、dickkopf-1 和头蛋白(noggin)等分子所抑制。AS 患者血清中硬化蛋白和 dickkopf-1 水平降低与脊柱赘生物的形成具有相关性。相反,血清头蛋白-IgG 或硬化蛋白-IgG 复合物或两者均升高的患者新骨形成增加。与脊柱结构性损伤的发展相关的生物标志物还有 C 反应蛋白(C reactive protein,CRP)、基质金属蛋白酶-3、血管内皮生长因子、钙卫蛋白和内脂素

(visfatin)等。这些生物标记物可能有助于识别脊柱放射学进展风险较高的患者,但是目前仅有CRP被推荐在临床应用。SpA的发病模式见图1-1。

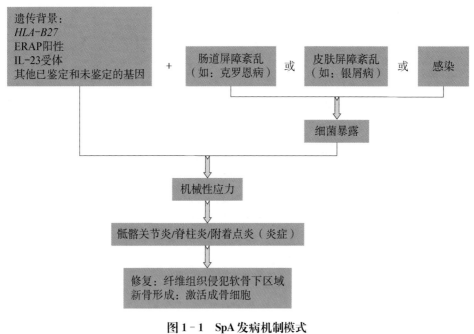

图1-1　SpA发病机制模式

来源:Lancet,2017,390:73-84.

三、诊断

目前,对SpA还没有特异性的实验室检查,不能根据是否存在HLA-B27而确定或排除脊柱关节炎的诊断,因为在SpA的HLA-B27检查中,既不存在100%的特异性,也不存在100%的敏感性。不同种族和人种中,HLA-B27的阳性率及其与疾病的相关性也各不相同。脊柱关节炎的诊断主要根据临床特征、实验室检查及影像学检查来进行综合判断,其分类标准也经过了多次修订。

1990年,法国Amor提出了一个脊柱关节病的分类标准(表1-2)。1991年,欧洲脊柱关节病研究组(European Spondyloarthropathy Study Group,ESSG)也提出一个分类标准(表1-3)。对于脊柱关节炎的诊断只需满足ESSG或Amor两种标准中任何一种即可。在绝大多数患者两种标准均能满足,极少数患者因表现的特殊性可能仅满足其中的某一种,因而两种标准具有互补性,有研究对两种标准进行了评价,两者均有较好的敏感性和特异性,其中Amor标准诊断脊柱关节病的敏感性与特异性分别为90%和86.6%。ESSG标准在无骶髂关节炎时,诊断脊柱关节病的敏感性77%、特异性89%;有骶髂关节炎时,敏感性86%、特异性87%。

表1-2　Amor脊柱关节病分类标准

条　目	得　分
临床症状或病史	
(1)夜间腰痛或背痛或腰背部晨僵	1
(2)非对称性少关节炎	2

续　表

条　目	得　分
（3）臀区痛：左右侧交替痛，或一侧痛，或双侧痛	1 或 2
（4）足趾或手指腊肠样肿胀	2
（5）足跟痛或其他部位明确的附着点痛	2
（6）急性虹膜炎	2
（7）关节炎起病前 1 个月内发生非淋菌性尿道炎或宫颈炎	1
（8）关节炎起病前 1 个月内有急性腹泻史	1
（9）银屑病或龟头炎或炎症性肠病（溃疡性结肠炎、克罗恩病）	2
放射学检查	
（10）骶髂关节炎（双侧≥2 级，单侧≥3 级）	3
遗传背景	
（11）HLA‐B27 阳性或一级亲属中有强直性脊柱炎、赖特综合征、葡萄膜炎、银屑病或慢性结肠炎的患者	2
治疗反应	
（12）NSAIDs 治疗后 48 h 内症状明显改善，停药后疼痛又复发	2

注：上述 12 项指标中如果累计得分≥6 分，可分类为脊柱关节病

表 1‐3　脊柱关节病 ESSG 分类标准

轻　度	重　度
炎症性脊柱痛或滑膜炎（非对称性或下肢关节受累为主），加上下列至少 1 项	
（1）阳性家族史	一级或二级亲属患有强直性脊柱炎、银屑病、急性葡萄膜炎、反应性关节炎或炎症性肠病
（2）银屑病	曾经或目前存在由医生确诊的银屑病
（3）炎症性肠病	曾经或目前存在由医生通过放射学检查或内镜确诊的克罗恩病或溃疡性结肠炎
（4）尿道炎、宫颈炎或急性腹泻史	关节炎起病前 1 个月内
（5）交替性臀部疼痛	曾经或目前存在
（6）肌腱附着点炎	曾经或目前存在跟腱或足底筋膜的自发性疼痛或触压痛
（7）X 线证实的骶髂关节炎	双侧 2～4 级，或单侧 3～4 级病变（0 级：无病变；1 级：可疑病变；2 级：轻微病变；3 级：中度病变；4 级：强直）

　　2009 年，国际脊柱关节炎评价工作组（Assessment of Spondylo Arthritis international Society，ASAS）推出了新的中轴型 SpA 分类标准，包括：①起病年龄＜45 岁；腰背痛≥3 个月；②影像学检查提示骶髂关节炎加上≥1 个 SpA 特征；③HLA‐B27 阳性加上≥2 个脊柱关节炎特征。

　　符合①＋②或①＋③即可诊断中轴型脊柱关节炎。

　　骶髂关节影像学是指：

　　（1）MRI 扫描提示骶髂关节活动性炎症，高度提示与 SpA 相关的骶髂关节炎；

　　（2）符合 1984 年修订的纽约标准明确的骶髂关节影像学改变。

　　SpA 特征包括 11 项：①炎性腰背痛；②关节炎；③起止点炎；④眼葡萄膜炎；⑤指/趾炎；⑥银屑病；⑦克罗恩病/溃疡性结肠炎；⑧对 NSAIDs 反应良好；⑨中轴型 SpA 家族史；⑩HLA‐B27 阳性；⑪CRP 升高。

2009 年，ASAS 标准强调 MRI 检查在骨质破坏之前发现炎性表现的重要价值，并结合临床症状、家族史、实验室检查进行综合考虑，明显提高早期诊断率，且简单易行。因此，目前临床工作中多采用 2009 年 ASAS 标准。

四、检查及治疗

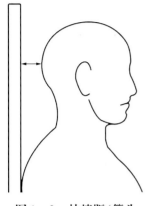

图 1 - 2　枕墙距（箭头所示）

SpA 患者可通过枕墙距（图 1 - 2）来评估颈椎、胸椎后凸程度，即患者足后跟靠墙直立、双眼平视前方，测量其枕骨和墙间距离。正常人枕墙距为 0，枕墙距＞0 是 AS 患者的体征表现。胸部渐扁平，同时腹部向前膨出，SpA 患者的胸廓活动度（平第 4 肋间，测量深吸气末与深呼气末胸围之差）明显减少甚至为 0（正常人胸廓活动度＞2.5 cm）。疾病晚期根据患者的特征性步态和姿势及从检查台上坐起的方式很容易做出诊断。背痛和晨僵常在几年后消失，但一定程度的炎性疼痛可持续存在。脊柱以不同的速度和方式发生强直，有时病变可局限在脊柱的一部分。病程长的患者可能颈椎有严重畸形。个别病例整个脊柱屈曲位融合，极大限制了视野，以致患者行走时难以往前平视。

胸椎受累包括肋脊、横突关节、胸肋区及胸骨柄胸骨关节的肌腱端炎可引起胸痛，咳嗽或打喷嚏时加重，有些患者诉吸气时不能完全扩胸。颈椎僵硬感、疼痛和棘突压痛常在起病数年后才出现，但部分患者可在早期出现。

全面体检尤其是中轴关节检查对早期诊断至关重要。疾病早期体征可能很轻微，但常易在关节过伸、过度侧弯或旋转时发现腰椎某种程度的活动受限。单靠完全伸膝时以手指触地的能力不能用来评估脊柱的活动度，因为良好的髋关节功能可以代偿腰椎运动的明显受限，Schöber 试验（图 1 - 3）能较精准地反映腰椎前屈运动受限的程度。随着疾病的发展，腰椎前凸会逐渐消失。

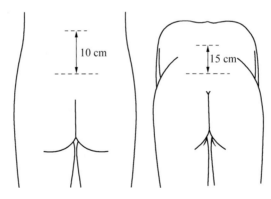

图 1 - 3　Schöber 试验

注：患者直立，两腿并拢，在双髂嵴连线与脊柱交叉点做一标记，在该标记上方 10 cm 处做第 2 个标记，嘱患者尽量前屈，测量两标记点在前屈和直立之间的差值。如果＜5 cm，提示脊柱的活动度受限

直接按压骶髂关节常会引起患者疼痛，通过以下检查也可诱发骶髂关节疼痛，如仰卧位时压迫两侧髂骨翼；最大限度屈曲一侧髋关节，同时尽量外展另一侧髋关节（Gaenslen 试验，图 1 - 4）；最大限度屈曲、外展和外旋髋关节（"4"字试验或 Patrick 试验，图 1 - 5）；侧卧位时压迫患者骨盆；俯卧

位时直接压迫患者骶骨。部分患者可无上述任何体征,一方面因为骶髂关节有强大坚固的韧带包围,运动度很小,或是疾病晚期,炎症已被纤维或骨性强直所代替。

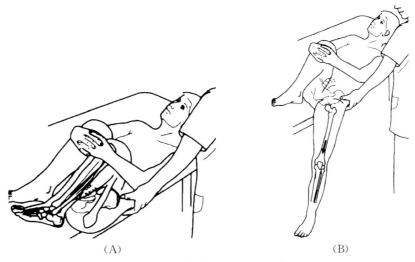

（A）　　　　　　　　　　　　　　　　　　　　　（B）

图 1-4　髋关节 Gaenslen 试验

注:患者仰卧,屈膝向胸部抱膝。向床边移动患者,使其受试侧臀部离开床(A)小心扶住患者,让其空出来的下肢垂向地面(B),这会压迫骶髂关节。如果疼痛,说明可能有骶髂关节的功能异常或病变。Gaenslen 试验是用紧张骶髂关节来检查单侧骶髂关节病变的一种检查方法

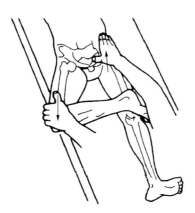

图 1-5　"4"字试验(Patrick 试验)

注:患者仰卧,一侧下肢伸直,另侧下肢以"4"字形状,放在伸直下肢近膝关节处,并一手按住膝关节,另一手按压对侧髂嵴上,两手同时下压。下压时,骶髂关节出现痛者,并且(或者)曲侧膝关节不能触及床面为阳性,这是判断骶髂关节病变的一种检查方法

总体看来,SpA 的治疗基于 NSAIDs 和改善病情抗风湿药(disease modifying antirheumatic drugs,DMARDs)的联合应用。在过去 10 年里,TNF - α 拮抗剂的使用使 SpA 的治疗迅速发展。近年来,随着对 SpA 发病机制的深入研究,新型药物逐渐应用于临床,为 SpA 治疗带来了新希望。

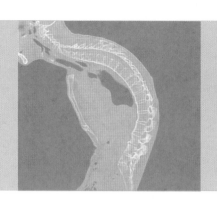

第二章 强直性脊柱炎

强直性脊柱炎(ankylosing spondylitis，AS)是原因不明的一种慢性炎症性疾病，呈进行性发展，主要累及骶髂关节，逐渐向脊柱发展，并可侵犯四肢关节和其他脏器，还可累及关节滑膜、软骨、肌腱和肌腱端，常引起脊柱纤维化和骨性强直。AS发病有明显家族聚集倾向，与HLA-B27密切相关。

一、流行病学

研究人员早在1957年就发现AS有家族聚集发病倾向，1961年发现AS患者的亲属患AS的阳性率是正常人的23倍。AS的发病与HLA-B27密切相关，其患病率与HLA-B27在全球的地理分布一致。世界各种族人群HLA-B27阳性率差异大，北方多于南方，如北美海达印第安人HLA-B27阳性率高达50%，而南美印第安人、澳洲土著居民、日本人及非洲黑人HLA-B27阳性率较低。各种族人群AS的患病率基本与HLA-B27阳性率平行，如海达印第安人高达10%的成年男性出现骶髂关节炎的X线改变，而日本人患病率很低。近年来，我国流行病学调查结果表明，普通人群HLA-B27阳性率为6%～8%，AS患病率约为0.3%。发病年龄15～30岁，30岁以后及8岁以前发病少见。多项研究表明，男性AS患者多于女性。AS患者典型临床表现为不同程度的后突畸形(图2-1、2-2)。

【病例2-1】AS患者，图2-1为驼背畸形，胸段脊柱后凸(箭头)。

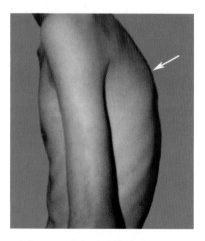

图2-1 脊柱畸形临床表现(一)

图片提供者：石颖(陆军军医大学第一附属医院西南医院中医与风湿免疫科)

【**病例 2-2**】AS 患者,男,49 岁。图 2-2 为胸椎脊柱显著后凸畸形(箭头),该患者治疗不规律,疼痛明显时服药,颈椎、腰椎活动度几乎为 0。

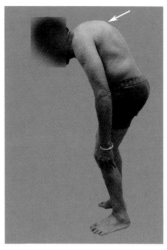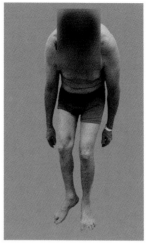

图 2-2 脊柱畸形临床表现(二)

图片提供者:黄正平、李天旺(广东省第二人民医院风湿免疫科)

二、发病机制及病理

(一)发病机制

AS 发病机制尚不十分清楚,已有证据显示多因素参与 AS 的发病。AS 具有高度遗传易感性(图 2-3),其易感性大部分由遗传因素决定,约 20% 是 HLA 连锁基因,还有非 HLA 基因参与。已有研究证实 HLA-B27 直接参与 AS 发病,一小部分 HLA-B27 阴性的 AS 归结于遗传异质性。HLA-B27 阳性者的 AS 患病率是 HLA-B27 阴性者的 50~100 倍,其他 HLA-Ⅰ类分子如 HLA-B40 与Ⅱ类分子也可能参与发病。

【**病例 2-3**】2 位 AS 患者,父(A)子(B)关系,图 2-3 为 2 人脊柱外观照,脊柱受累严重,无法直立。

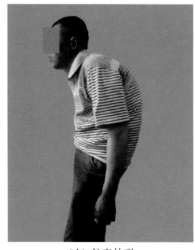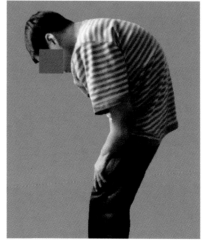

(A)父亲外观　　　　　(B)儿子外观

图 2-3 脊柱畸形临床表现(三)

图片提供者:陈小奇(武汉大学中南医院风湿免疫科)

环境等非遗传因素亦可能在 AS 发病机制中发挥一定的作用。肺炎克雷伯杆菌可能是诱发 AS 炎症的因素之一,AS 患者血清 IgA 水平明显升高,其血清浓度与 CRP 水平显著相关。AS 患者血清中抗肺炎克雷伯杆菌 IgA 和脂多糖 IgA 水平升高,而抗克雷伯杆菌抗体与 AS 患者的肠道损害密切相关。微生物可能通过肠道起作用,超过 60% 的 AS 患者出现肠道亚临床炎症。

研究表明,抗原呈递细胞表面的 HLA-B27 分子可以将处理过的多肽呈递给 T 细胞。外源性抗原或持续存在的细菌激活自身反应性 T 细胞而诱发脊柱关节病,这提示来源于细菌的或自身抗原多肽首先以一种限制性的 HLA-B27 形式呈递给效应器 CD8$^+$ T 细胞,但持续的细菌抗原刺激引起 T 细胞反应并不能完全解释 AS 的病因。如病变仅累及某些部位则可能是由于关节/肌腱端部位的特殊抗原(包括 Ⅱ 型胶原)和免疫反应开始时受损局部的细菌抗原存在交叉免疫反应,从而导致局部自身免疫。脊柱关节病小鼠模型有助于进一步明确 CD8$^+$ T 细胞识别 HLA-B27 重链呈递的细菌抗原并与携带自身多肽的 HLA-B27 分子起交叉反应的可能性。HLA-B27 分子本身作为致关节炎多肽来源的可能性不大,HLA-B27 自身由 HLA-Ⅱ 类呈递给 T 细胞,可能只影响肠道和尿道黏膜表面细菌的初始反应以及这些细菌或其抗原向关节部位扩散的程度。病变局部 T 细胞激活的共刺激信号和上调这些共刺激信号的因子也可能是疾病发生的关键。

AS 患者骶髂关节活检显示骶髂关节存在明显的炎性 T 细胞浸润、TNF-α 和 TGF-βmRNA,而非 IL-1 的表达升高。MRI 扫描显示早期肌腱端部位常出现广泛的软组织及骨髓水肿。脊柱关节病患者的滑膜炎通常与临床不易识别的肌腱端炎有关,滑膜炎可能与受损的肌腱端部位释放出来的促炎介质有关。进行性新骨形成以至骨融合的机制尚不清楚,可能与局部合成包括 TGF-β 在内的骨形成蛋白相关。

(二) 病理学

骶髂关节炎是 AS 的特征,也是最早的表现之一。骶髂关节炎的早期病理变化包括软骨下肉芽组织形成,组织学上可见滑膜增生和淋巴样细胞及浆细胞聚集、淋巴样滤泡形成及含有 IgG、IgA 和 IgM 的浆细胞。骨侵蚀和软骨破坏随之发生,然后逐渐被退变的纤维软骨替代,最终发生骨性强直。脊柱的最初损害是椎间盘纤维环和椎骨边缘连接处的肉芽组织形成。纤维环外层可能最终被骨替代,形成韧带骨赘,进一步发展成竹节样脊柱,还会出现骨桥。脊柱的其他损伤包括弥漫性骨质疏松、邻近椎间盘边缘的椎体破坏、椎体方形变以及椎间盘硬化。

AS 的外周关节病理显示滑膜增生、淋巴样浸润和血管翳形成,但没有滑膜绒毛增殖、纤维原沉积和溃疡形成。另外,软骨下肉芽组织增生常引起软骨破坏。

肌腱端炎是脊柱关节病的另一病理特征,指韧带或肌腱附着于骨的部位发生炎症。AS 的肌腱端炎常发生于脊柱和骨盆周围,最终可导致骨化。研究表明 AS 的软骨破坏主要从软骨下骨、肌腱与骨结合部的炎症开始逐步由内向外向软骨发展。

三、临床表现

(一) 关节及软组织

虽然所有 AS 患者均有不同程度的骶髂关节受累,但临床上真正出现脊柱完全融合者并不多见。骶髂关节炎引起的炎性腰痛往往隐匿起病,很难定位,常伴臀部深处疼痛。病初疼痛发作往往呈单侧、间歇性,数月后逐渐演变为双侧、持续性,且下腰椎也出现疼痛。晨僵是其典型症状,即固定某一姿势的时间较长或早晨醒来时症状加重,而躯体活动或热水浴可改善症状。胸肋骨连接部位、棘突、髂骨嵴、坐骨结节和跟骨部位的肌腱端炎引起关节外或关节附近的骨压痛是这类疾病的早期特点。肌腱端炎是脊柱关节病的主要特征,炎症源于受累关节的韧带或关节囊附着于骨的部位、关节韧带附近以及滑膜、软骨和软骨下骨,患者也可出现滑囊炎。脊柱关节病的滑膜炎常与亚临床肌腱端炎有关,这种滑膜炎只是一种继发炎症。足底筋膜炎、跟腱炎(图 2 - 4)及跟骨后滑囊炎等可引起足后跟疼痛。

【病例 2 - 4】AS 患者,男,35 岁。图 2 - 4 为慢性跟腱炎,患者跟腱肿胀、增厚(箭头处)。

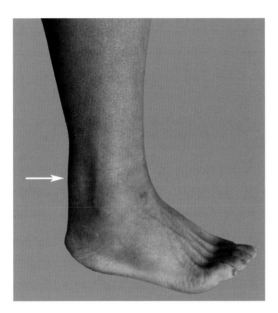

图 2 - 4 慢性跟腱炎临床表现
图片提供者:孙超(河北医科大学第二医院风湿免疫科)

只有极个别患者没有或只有很轻微的腰背部症状,而其他患者可能仅仅主诉腰背僵硬、肌肉疼痛和肌腱触痛。寒冷或潮湿时症状加重,常被误诊。疾病早期,有些患者还会出现厌食、疲乏或低热等轻微的全身症状,尤其是幼年起病的患者更常见。肋软骨、肋椎及肋椎骨横突关节部位的肌腱端炎可引起胸痛,咳嗽或打喷嚏时加重,易误诊为胸膜炎。

以腰部症状为首发症状者占 35%～57%,隐袭起病的慢性腰痛是最具特征性的早期症状。患者通常在 16～20 岁出现臀部或骶髂区深部难以定位的钝痛,开始为单侧或间断性,数月内演变成持续性、双侧受累,伴腰部僵硬和疼痛。一些患者以腰痛而非典型的臀部痛为早期症状,可表现为剧烈疼痛,用力活动时可能加重,并引起急性腰背扭伤。

其次常见的早期症状为背部僵硬感,晨起为著,轻微活动或热水淋浴后可减轻。长时间固定姿势可加重。常晨起困难,需翻滚至床边,尽量不弯腰以减轻疼痛。有时患者可痛醒,或者需走动或者活动数分钟方能重新入睡。个别患者症状轻微或无背部症状。还有些患者可表现为腰椎强直(图 2 - 5)、短暂肌痛或肌肉、肌腱部位压痛,湿冷环境加重,易被误诊为纤维织炎。

【病例2-5】AS患者,男,36岁。图2-5为腰椎强直,弯腰时腰部平坦,部分腰椎棘突后凸。

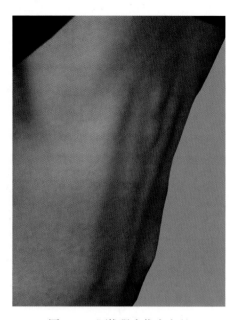

图 2-5 腰椎强直临床表现
图片提供者:王勇(陆军军医大学第一附属医院西南医院中医与风湿免疫科)

以外周关节炎为首发症状的AS患者占43%,超过75%的AS患者在病程中出现外周关节病变。受累关节以肩关节、髋关节(图2-6)居多。疾病晚期常出现髋关节屈曲挛缩,并引起特征性的固定步态。肩关节、髋关节以外的外周关节受累相对少见,而且很少呈持续性或破坏性,在恢复后不遗留关节畸形。膝关节受累可见双膝关节被迫维持某种程度的屈曲(图2-7、2-8)。踝关节受累可见踝关节肿胀(图2-9)。肘关节和手足关节也会受累,足关节受累可见腊肠趾(图2-10)、远端趾间关节肿大(图2-11)。

【病例2-6】AS患者,男,47岁,病程20年。图2-6为患者左侧髋关节外展强直僵硬,颈椎、胸椎、腰椎僵硬,活动受限。

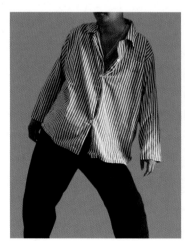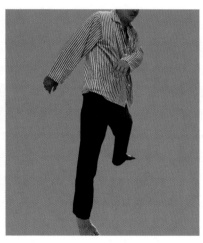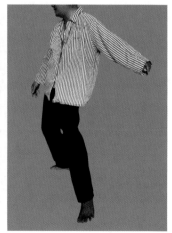

图 2-6 髋关节受累临床表现
图片提供者:赵焕苓(广东省东莞市人民医院风湿科)

【病例 2 - 7】AS 患者，男，25 岁。图 2 - 7 示双膝关节屈曲，双腿无法伸直。

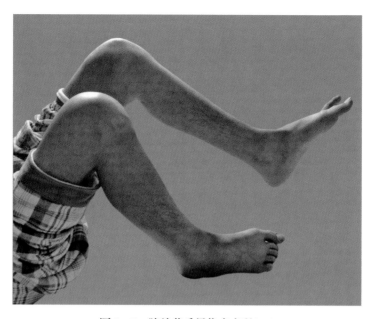

图 2 - 7 膝关节受累临床表现(一)
图片提供者：范文强(河南省新乡市中心医院风湿免疫科)

【病例 2 - 8】AS 患者，男，20 岁。图 2 - 8 为膝关节重度屈曲挛缩畸形。

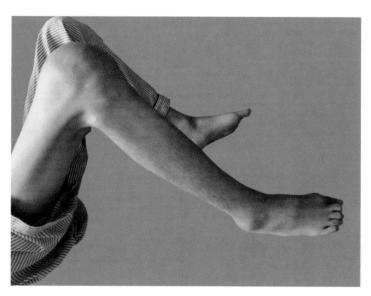

图 2 - 8 膝关节受累临床表现(二)
图片提供者：何晓红(广东省中医院风湿科)

【病例2-9】AS患者，女，44岁。图2-9为左踝关节肿胀(箭头处)，符合AS非对称性下肢大关节炎的特点。

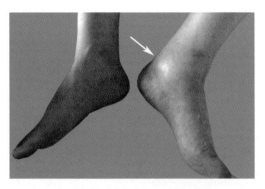

图2-9 踝关节受累临床表现

图片提供者：俞可佳(无锡市人民医院风湿科)

【病例2-10】AS患者，女，44岁。图2-10为右足第4趾趾炎，患者右足第4趾持续红肿痛半年，符合典型的腊肠趾表现(箭头处)。

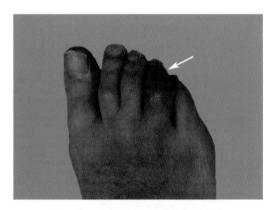

图2-10 足关节受累临床表现(一)

图片提供者：俞可佳(无锡市人民医院风湿科)

【病例2-11】AS患者，男，19岁。图2-11为左足第2趾、右足第5趾远端趾间关节肿大(箭头处)。

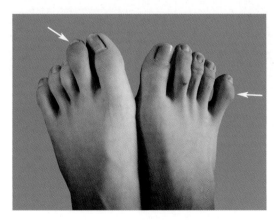

图2-11 足关节受累临床表现(二)

图片提供者：谭淳予(四川大学华西医院风湿免疫科)

关节外或关节附近骨压痛可以是本病的早期特点,也可以是部分患者的主要表现。这是由肌腱端炎症所致。常发生肌腱端炎的部位有胸肋关节、脊柱棘突、肩胛、髂骨翼、股骨大转子、坐骨结节、胫骨粗隆或足跟。胸椎受累,包括肋脊、横突关节及胸肋区,胸骨柄胸骨关节的肌腱端炎可引起胸痛并在咳嗽或打喷嚏时加重,有些患者诉吸气时不能完全扩胸。颈椎发僵、疼痛和棘突压痛常在起病数年后才出现,但部分患者亦可早期就出现这些症状。

由于肋脊和横突关节受累引起扩胸和呼吸受限,呼吸渐变成主要靠膈肌运动维持,但很少出现肺通气功能明显受限。随着病变的发展,整个脊柱日益僵硬,逐渐出现腰椎变平和胸椎过度后突。

颈部受累后可引起进行性加重的颈部活动受限,患者被迫俯屈(图2-12)。这可通过使患者足后跟靠墙直立、双眼平视前方,测量其枕骨和墙间距离即枕墙距来评价。胸部渐变扁平,同时腹部向前膨出,患者的胸廓活动度明显减少甚至为0。颈部受累严重时,可见颈椎强直(图2-13),严重偏斜(图2-14),各方向活动度明显受限。

疾病晚期,根据患者出现的特征性步态和姿势以及从检查台上坐起的方式就很容易做出诊断。背痛和晨僵常在几年后消失,但一定程度的炎性疼痛可持续存在。脊柱以不同的速度和方式发生强直,有时病变可局限在脊柱的一部分。典型的畸形常于发病10年后出现。个别病例整个脊柱在屈曲位置融合,极大地限制了视野(图2-15),以致患者行走时难以向前看。

【病例2-12】AS患者,男,51岁,病程20年。图2-12为颈椎活动受限,患者被迫俯屈,枕墙距10 cm,指地距25 cm。

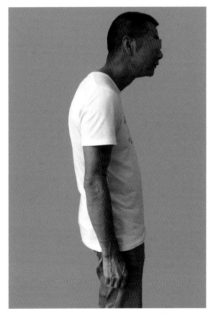
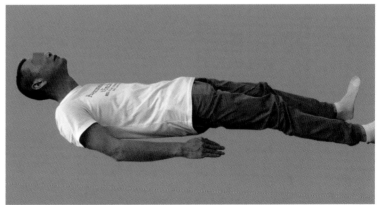

图2-12　颈椎受累临床表现(一)

图片提供者:卜丽亚(东莞康华医院风湿免疫科)

【病例2-13】AS患者,男,49岁,病程20年。图2-13为脊柱呈驼背畸形,颈椎椎体强直僵硬,颈椎不能左右旋转,指地距5 cm。

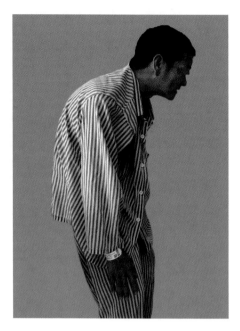

图2-13　颈椎受累临床表现(二)
图片提供者：黎德深(东莞市人民医院风湿科)

【病例2-14】AS患者,男,50岁,病程30年。图2-14为颈部严重左侧偏斜、强直,各方向活动度明显受限。

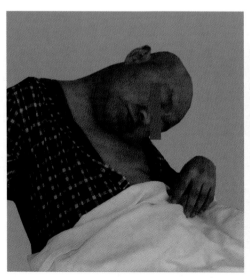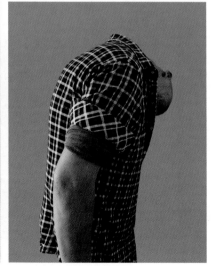

图2-14　颈椎受累临床表现(三)
图片提供者：王宏智(嘉兴市第一医院风湿科)

【**病例 2 - 15**】AS 患者,男,60 岁,病程 30 年,未正规诊治。图 2 - 15 为患者颈椎畸形严重,视野受限,枕墙距>20 cm。

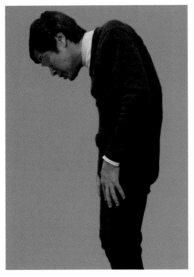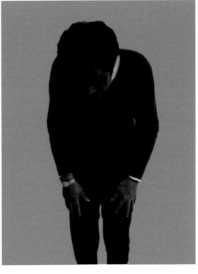

图 2 - 15　颈椎受累临床表现(四)

图片提供者:王健(安徽蚌埠医学院第一附属医院风湿免疫科)

(二) 眼部

AS 最常见的关节外表现是前色素膜炎(前葡萄膜炎),即虹膜炎(图 2 - 16、2 - 17)、睫状体炎和虹膜睫状体炎,25%～30%AS 患者可在病程中出现虹膜炎、睫状体炎和虹膜睫状体炎。典型的发病方式为单侧急性发作(图 2 - 18)。主要症状包括眼痛、畏光、流泪和视物模糊。查体可见角膜周围充血、虹膜水肿、病变侧虹膜色素较健侧变淡、瞳孔缩小,如果有后房粘连,尤其是在扩瞳的情况下瞳孔可以呈不规则状态。裂隙灯检查显示前房大量渗出和小的角质沉淀。眼部受累还可见瞳孔固定(图 2 - 19)、晶体表面可见虹膜后粘连遗留的色素环(图 2 - 20),其发病原因与免疫、遗传和感染因素有关。色素膜炎发作常在 4～8 周后缓解,但可在任何一眼复发。其他疾病也可出现色素膜炎,但如果患者出现非肉芽肿性前色素膜炎就需怀疑 AS 或其他脊柱关节病的可能。

【**病例 2 - 16**】AS 合并虹膜炎患者,男,58 岁。图 2 - 16 为虹膜炎,并有前房积脓(箭头处)。

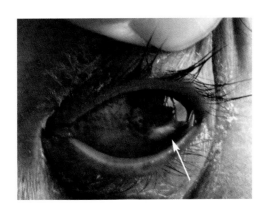

图 2 - 16　眼部受累临床表现(一)

图片提供者:任义乐(徐州市第一人民医院风湿免疫科)

【**病例2-17**】AS患者,男,18岁。反复眼红、畏光流泪半年。图2-17为虹膜炎。

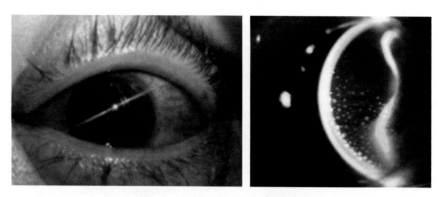

图2-17 眼部受累临床表现(二)
图片提供者:崔莉(北京同仁医院风湿科)

【**病例2-18**】AS患者,女,53岁。图2-18为急性前葡萄膜炎。

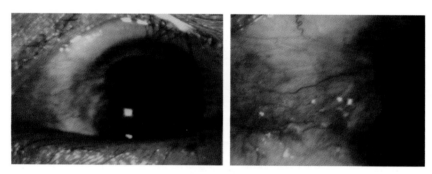

图2-18 眼部受累临床表现(三)
图片提供者:李曼(福建龙岩市第二医院血液风湿科)

【**病例2-19**】AS患者,女,33岁。图2-19为虹膜睫状体炎因治疗不及时导致瞳孔固定。

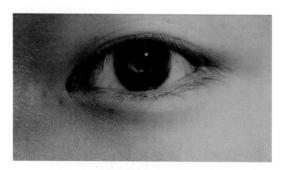

图2-19 眼部受累临床表现(四)
图片提供者:梁宏达(青岛大学附属医院风湿免疫科)

【病例 2‐20】AS 患者,女,61 岁。图 2‐20 为葡萄膜炎。药物扩瞳后,晶状体表面可见虹膜后粘连遗留的色素环(箭头处)。

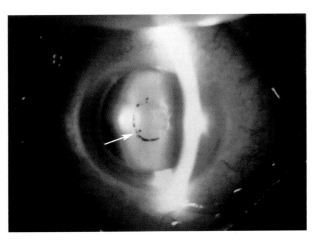

图 2‐20　眼部受累临床表现(五)

图片提供者: 程溪(华中科技大学同济医学院附属协和医院)

(三) 其他器官

AS 患者心血管系统受累相对少见,病变主要包括升主动脉炎、主动脉瓣病变和传导障碍。其危险性随年龄、病程和髋、肩以外的外周关节炎的出现而增加。主动脉炎可以表现为轻度纤维化造成的慢性血流动力学改变,也可以表现为主动脉瓣或二尖瓣关闭不全导致进行性加重的心功能不全。研究发现 AS 患病 15 年时,主动脉瓣关闭不全的发生率仅为 3.5%,但患病达 30 年时,主动脉瓣关闭不全的患病率上升至 10%。心脏传导异常在患病 15 年的发生率为 2.7%,患病 30 年的发生率为 8.5%。有些患者可因完全性心脏传导阻滞而出现阿‐斯综合征,需要植入起搏器治疗。

肺实质病变是 AS 少见的晚期关节外表现,以缓慢进展的肺上段纤维化为特点,约在 AS 发病 20 年后出现。神经系统病变的出现最常与脊柱骨折、脱位或马尾综合征相关。骨折常发生在颈椎,如引起四肢瘫痪则病死率很高,是最严重的并发症。自发性寰枢关节向前半脱位的发生率为 2%,主要发生在疾病晚期,有外周关节受累者更常见,表现为枕部疼痛,伴或不伴脊髓压迫。马尾综合征在 AS 少见,但晚期患者可以出现明显症状,包括逐渐起病的尿液、大便失禁以及骶部疼痛、感觉丧失、阳痿和偶有踝反射消失。

骨骼肌受累较少见,虽然部分患者可观察到肌肉超微结构改变和肌酸激酶升高,部分患者在疾病进展期会出现肌肉的失用性萎缩。继发性淀粉样变较少见,出现蛋白尿和进行性加重的氮质血症应考虑淀粉样变累及肾脏。

四、实验室检查

除了 HLA‐B27 以外,目前尚未发现针对 AS 有特异性的实验室检查。AS 患者病情活动期会出现红细胞沉降率(erythrocyte sedimentation rate,ESR)增快、CRP 升高,轻至中度 IgA 升高,类风湿因子和抗核抗体与 AS 无显著相关性。15%患者有轻度正细胞正色素性贫血。

单从诊断出发无须进行脊柱病变的活检,但对可疑病例行外周关节穿刺活检术可能有助于排除其他疾病,帮助 AS 诊断。HLA－B27 检测对 AS 的诊断有帮助,但绝大部分患者还需要结合体征和影像学检查包括 X 线、CT 或 MRI 检查做出诊断。

五、影像学表现

AS 的特征性影像学改变要经过多年后才能出现。主要见于中轴关节,尤其是骶髂关节、椎间盘椎体联接、上下关节突关节、肋椎关节和肋横突关节。

根据骶髂关节 X 线改变,对 AS 作了如下分级。

0 级:正常骶髂关节。

Ⅰ级(图 2－21):可疑或极轻微的骶髂关节炎。

Ⅱ级(图 2－21):轻度骶髂关节炎,局限性骨侵蚀、硬化,关节边缘模糊,但关节间隙无改变。

Ⅲ级(图 2－21、2－22):中度或进展性骶髂关节炎,出现以下一项或多项:骨侵蚀、骨硬化、关节间隙变窄或增宽、骨质破坏或部分强直。

Ⅳ级(图 2－21、2－23):严重异常,骶髂关节完全强直、融合,伴或不伴硬化。

【病例 2－21】AS 患者,图 2－21 为 X 线片示骶髂关节炎Ⅰ～Ⅳ级(箭头处)。

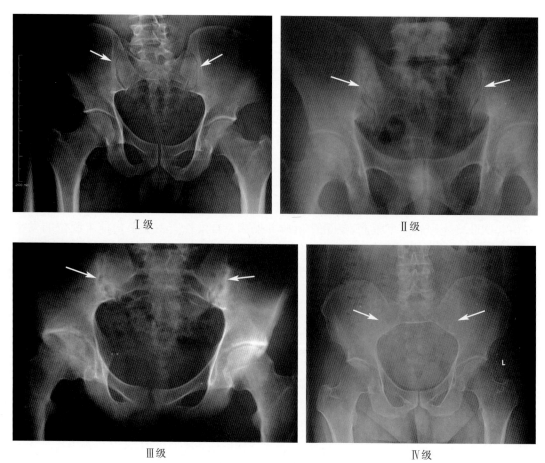

Ⅰ级　　　　　　　　　　　Ⅱ级

Ⅲ级　　　　　　　　　　　Ⅳ级

图 2－21　骶髂关节受累 X 线片(一)

图片提供者:姚海红(北京大学人民医院风湿免疫科)

【病例 2 - 22】AS 患者,男,26 岁。图 2 - 22 为 X 线片示双侧骶髂关节炎Ⅲ级(箭头处)。

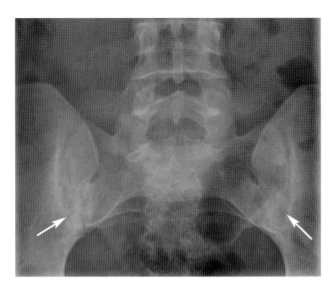

图 2 - 22　骶髂关节受累 X 线片(二)
图片提供者:赵征(北京 301 医院风湿科)

【病例 2 - 23】AS 患者,男,28 岁。图 2 - 23 为 X 线片示双侧骶髂关节炎Ⅳ级(箭头处)。

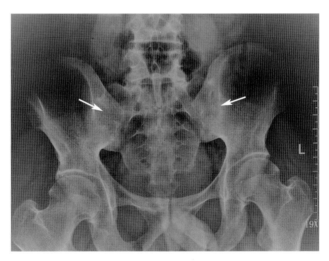

图 2 - 23　骶髂关节受累 X 线片(三)
图片提供者:强建红(延安市人民医院中医风湿科)

根据骶髂关节 CT 改变,对 AS 做了如下分级。

0 级(图 2 - 24):未见异常改变。

Ⅰ级(图 2 - 24):关节面模糊、密度降低,关节面下骨质囊性变,病变多局限于髂骨侧,关节间隙正常。

Ⅱ级(图 2 - 24):关节面增生增厚明显,关节面模糊,关节间隙无明显改变。

Ⅲ级(图2-24):关节面明显骨质破坏,呈锯齿样骨质缺损,关节间隙不规则狭窄或者增宽。

Ⅳ级(图2-24、2-25):关节面融合,关节间隙消失。

【病例2-24】AS患者,图2-24为CT示0级、骶髂关节炎改变Ⅰ~Ⅳ级(箭头处)。

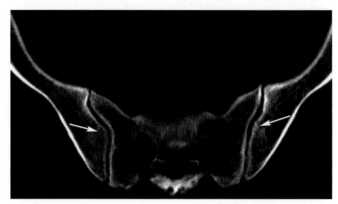

0级

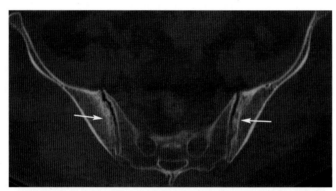

Ⅰ级

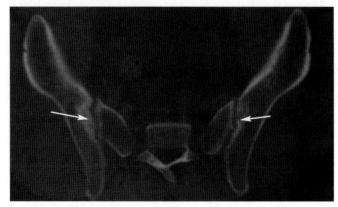

Ⅱ级

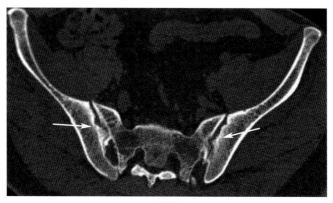

Ⅲ级

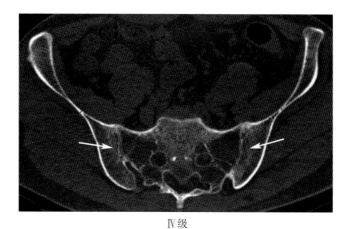

Ⅳ级

图 2 - 24　骶髂关节受累 X 线片(四)

图片提供者：姚海红(北京大学人民医院风湿免疫科)

【病例 2 - 25】 AS 患者，男，65 岁。图 2 - 25 为 CT 示骶髂关节炎Ⅳ级(A，白箭头处)，双侧髂骨多发小片状高密度影(A、B，红箭头处)。

附：该患者主因腰痛 38 年，加重 2 个月入院。入院查肺 X 线片(C)、胸部 CT(D)示右肺占位，后完善病理学活检、全身骨扫描、肿瘤标志物等检查确诊肺癌、多发性骨转移。

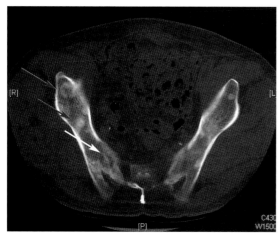

(A) 骶髂关节 CT

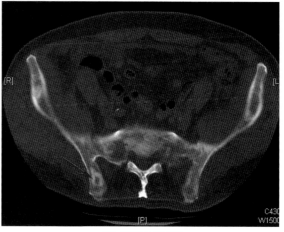

(B) 骶髂关节 CT

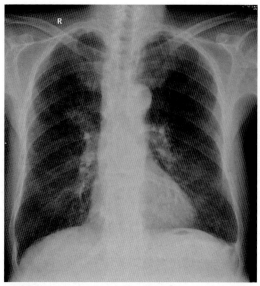

(C) 肺部 X 线片

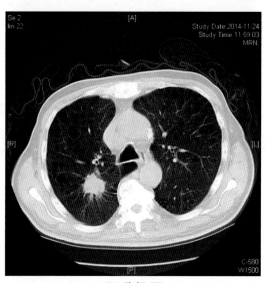

(D) 胸部 CT

图 2‑25　骶髂关节受累影像学表现(一)

图片提供者：孔祥艳(中国人民解放军总医院第四医学中心风湿免疫科)

　　骶髂关节炎是最早出现的 X 线征象。对于病程较长的患者,前后位 X 线片就可能判断出有无病变,但对于病变处于早期的患者,X 线检查可能显示骶髂关节正常或可疑,CT 检查则可增加敏感性,且特异性不降低。因此对可疑病例建议行 CT 检查以利于早期诊断。MRI 可较好地显示软骨,尤其对早期骶髂关节炎患者可以显示关节周围组织水肿、炎症、关节积液。

　　骶髂关节炎典型病变多为双侧对称性,表现为骶髂关节间隙狭窄(图 2‑26)、关节面毛糙模糊(图 2‑27)、骶髂关节间隙消失(图 2‑28、2‑37)、骶髂关节硬化增生(图 2‑29、2‑30)、骶髂关节间隙假性增宽(图 2‑31、2‑36)、骶髂关节锯齿样改变(图 2‑32、2‑38)、虫蚀样改变(图 2‑33)、骶髂关节面部分融合(图 2‑34、2‑35)、多发小囊变(图 2‑36)、骶髂关节脂肪沉积(图 2‑39、2‑40)、骶髂关节骨髓水肿(图 2‑41、2‑42)。

【病例2-26】AS患者,男,37岁。图2-26为X线片示双侧骶髂关节间隙狭窄,部分融合(箭头处)。

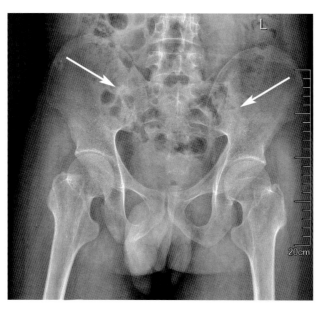

图2-26　骶髂关节受累X线片(五)
图片提供者:李东升、黎声飞(赣州市人民医院风湿免疫科)

【病例2-27】AS患者,女,42岁。图2-27为X线片示双侧骶髂关节面毛糙模糊(箭头处)。

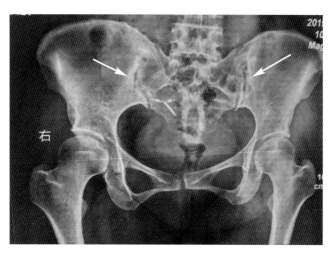

图2-27　骶髂关节受累X线片(六)
图片提供者:杨静(绵阳市中心医院风湿免疫科)

【病例2-28】AS患者,男,56岁。图2-28为X线片示骶髂关节间隙消失(箭头处)。

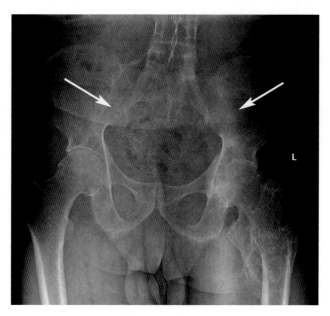

图2-28 骶髂关节受累X线片(七)

图片提供者:姚海红(北京大学人民医院风湿免疫科)

【病例2-29】AS患者,图2-29为X线片示骶髂关节广泛硬化(白箭头处)、增生(红箭头处)和关节强直(星号处)。

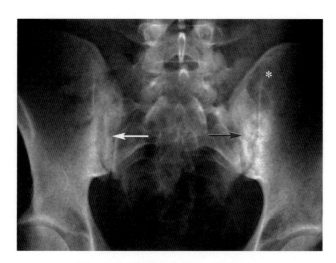

图2-29 骶髂关节受累X线片(八)

图片来源:Rheumatology,2015,9:962.

【病例 2-30】AS 患者，男，43 岁。图 2-30 为 X 线片示骶髂关节面骨质增生硬化(A,箭头处);CT 示双骶髂关节面粗糙,髂骨面硬化、骨质增生(B,箭头处)。

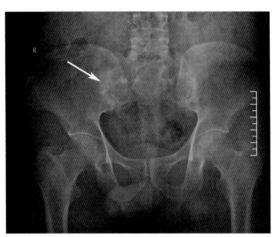

(A) X 线片

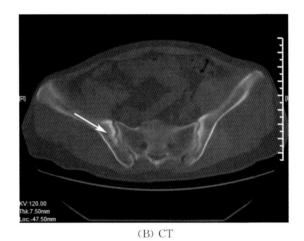

(B) CT

图 2-30　骶髂关节受累影像学表现(二)

图片提供者：夏宁(重庆医科大学附属第二医院风湿免疫科)

【病例 2-31】AS 患者，男。图 2-31 为 CT 示髂骨面毛糙,软骨下骨硬化,左侧明显,右侧部分关节间隙假性增宽(箭头处)。

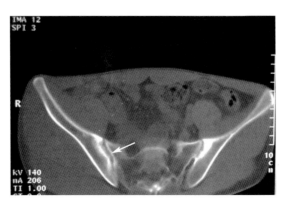

图 2-31　骶髂关节受累 CT(一)

图片提供者：钟兵(陆军军医大学第一附属医院西南医院中医与风湿免疫科)

【病例2-32】AS患者,男,30岁。图2-32为CT示两侧髂骨面锯齿样改变(箭头处)、关节间隙变窄,周围软组织清晰。

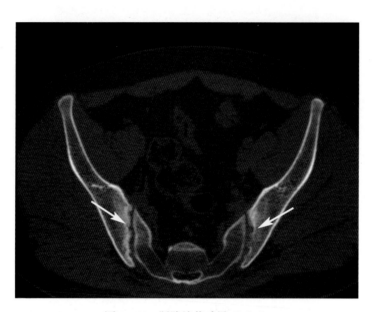

图2-32 骶髂关节受累CT(二)
图片提供者:顾芳(徐州市中心医院风湿免疫科)

【病例2-33】AS患者,男,病程9年。图2-33为CT示双侧骶髂关节呈虫蚀样破坏(箭头处),边缘硬化,以髂骨耳状面为著。

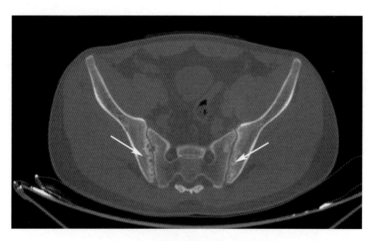

图2-33 骶髂关节受累CT(三)
图片提供者:兰培敏、方兴刚〔湖北省十堰市太和医院(湖北医药学院附属医院)中西医结合科(风湿、骨质疏松专业)〕

【**病例 2-34**】AS、溃疡性结肠炎(UC)患者,男,21 岁。图 2-34 为 CT 示典型 AS 表现,双侧骶髂关节面部分融合(箭头处)。

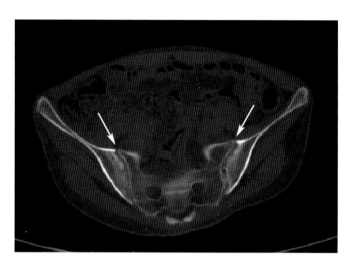

图 2-34　骶髂关节受累 CT(四)

图片提供者:刘宏磊(上海交通大学医学院附属瑞金医院风湿免疫科)

【**病例 2-35**】AS 患者,男,28 岁。图 2-35 为 CT 示双侧骶髂关节间隙消失,关节面大部分融合(箭头处)。

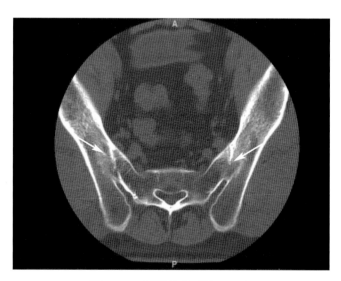

图 2-35　骶髂关节受累 CT(五)

图片提供者:杨统(天津医科大学总医院风湿免疫科)

【病例2-36】AS患者,男,27岁,病程3年。图2-36为CT扫描示骶髂关节面毛糙,可见骨质硬化、多发小囊变(A,红箭头处)、虫蚀样改变,以髂骨关节面为著,右侧略重,双侧骶髂关节间隙局部假性增宽(B,白箭头处)。

MRI扫描示双侧骶髂关节面略毛糙欠规整,可见虫蚀样改变(C,白箭头处),T1像(C)及T2(D)像关节面下均为高信号(C、D,红箭头处),抑脂像未见明确异常高信号影(E),提示为骶髂关节脂肪沉积。

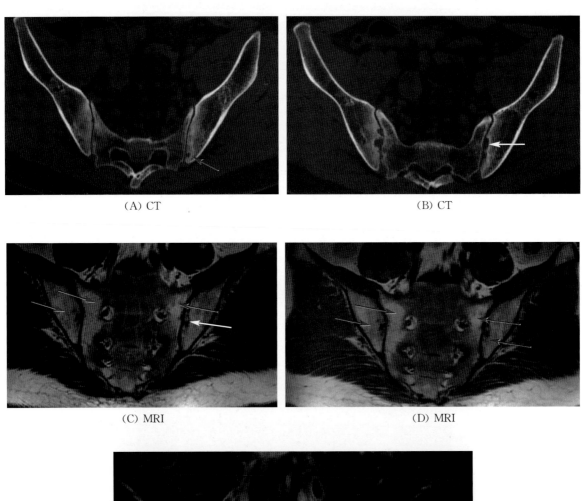

(A) CT　　　　　(B) CT

(C) MRI　　　　　(D) MRI

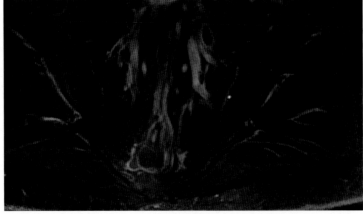

(E) MRI

图2-36　骶髂关节受累影像表现(三)

图片提供者:姚海红(北京大学人民医院风湿免疫科)

【**病例 2 - 37**】AS 患者,男。图 2 - 37 为 MRI 示双侧骶髂关节融合、骨性强直,关节间隙消失(箭头处)。

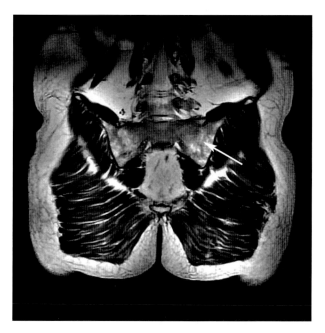

图 2 - 37　骶髂关节受累 MRI(一)

图片提供者:兰培敏、方兴刚[湖北省十堰市太和医院(湖北医药医学院附属医院)中西医结合科(风湿、骨质疏松专业)]

【**病例 2 - 38**】AS 患者,男,50 岁。图 2 - 38 为 MRI 示双侧骶髂关节面呈锯齿样改变(箭头处),关节间隙宽窄不均。

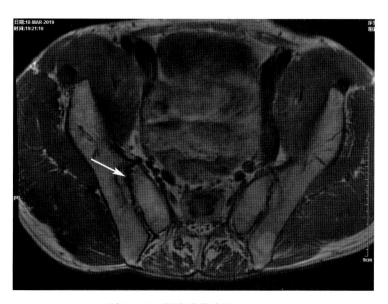

图 2 - 38　骶髂关节受累 MRI(二)

图片提供者:王红权(荆门市第二人民医院血液内科风湿免疫科)

【病例 2-39】AS 患者,女,39 岁,病程 20 年。图 2-39 为 MRI 示双侧骶髂关节面毛糙、间隙狭窄。T1 像(A)及 T2 像(B)均可见关节面下高信号(A、B,箭头处),T2 抑脂像呈低信号(C,箭头处),提示双侧骶髂关节面下脂肪沉积。

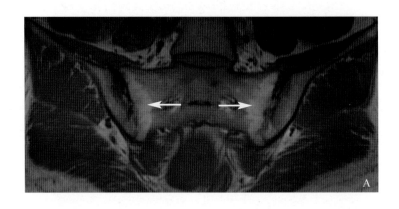

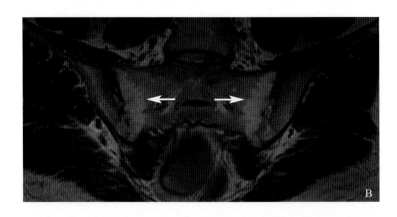

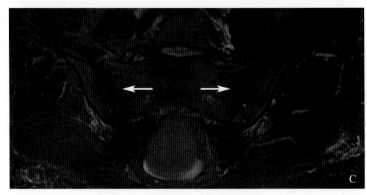

图 2-39 骶髂关节受累 MRI(三)
图片提供者：姚海红(北京大学人民医院风湿免疫科)

【病例 2-40】AS 患者,男,42 岁,病程 20 年。图 2-40 为 MRI 示骶髂关节面不规则,局部呈锯齿样改变、虫蚀样改变,双侧骶髂关节面下呈片状短 T1 长 T2 信号影(A、B、C,箭头处),抑脂像上呈低信号(D,箭头处),提示骶髂关节脂肪沉积。

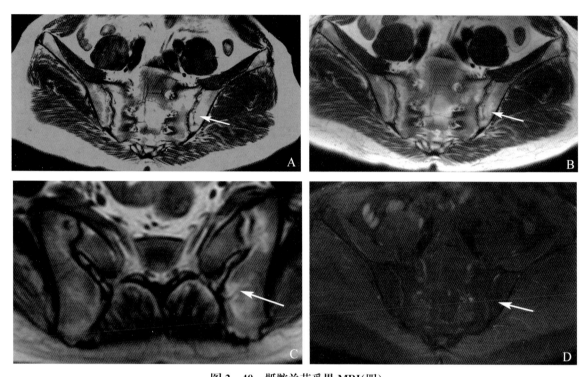

图 2-40　骶髂关节受累 MRI(四)
图片提供者：姚海红(北京大学人民医院风湿免疫科)

【病例 2-41】AS 患者,男,23 岁。图 2-41 为治疗前后双侧骶髂关节骨髓水肿。治疗前,T1W 可见双侧骶髂关节骨侵蚀(A,箭头处),STIR 可见左侧骶髂关节骨髓水肿(B,箭头处);治疗后,T1W 可见左侧关节髂骨脂肪化生,右下侧骶髂关节强直(C,箭头处),STIR 可见左侧骶髂关节骨髓水肿信号消失(D,箭头处)。

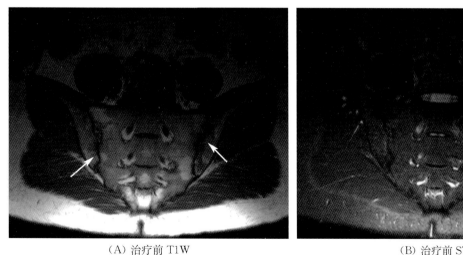

(A) 治疗前 T1W　　　　　　　　　　　(B) 治疗前 STIR

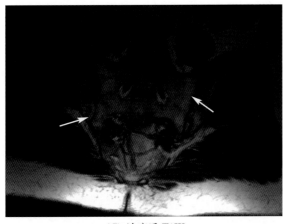
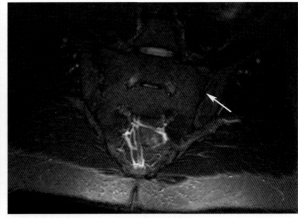

(C) 治疗后 T1W   (D) 治疗后 STIR

图 2 - 41　骶髂关节受累 MRI(五)
图片提供者：赵征(北京 301 医院风湿科)

【病例 2 - 42】 AS 患者，男，24 岁。图 2 - 42 为 MRI 示骶髂关节改变(A、B,箭头处)，双侧骶髂关节面下骨髓水肿(C,箭头处)，左侧明显。

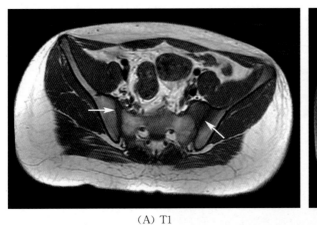
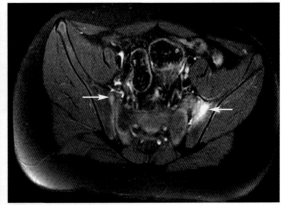

(A) T1   (B) T2

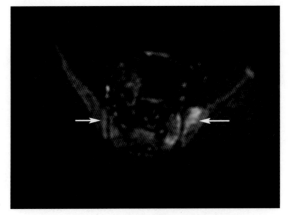

(C) DWI

图 2 - 42　骶髂关节受累 MRI(六)
图片提供者：姚海红(北京大学人民医院风湿免疫科)

　　脊柱的炎性损伤累及纤维环表层,在其椎体角的附着部位引起反应性骨增生,X 线片表现为密度增高影和随后的骨吸收。这些变化常从胸椎和上腰椎开始出现。炎症同时可使骨突关节强直和脊柱韧带钙化,病程长和病情严重的患者最终导致脊柱完全融合,如竹节样脊柱。由于脊柱强直和活动减少,常出现脊柱侧弯(图2-43、2-44)。病程长的AS患者因脊柱后凸影响日常生活,可实施脊柱手术(图2-45、2-46)。

【病例2-43】AS患者,男,31岁。图2-43为X线片示脊柱侧弯,T11~L5椎体后方椎小关节模糊不清,L2/3、L3/4椎间隙变窄,胸椎体韧带钙化,呈竹节样改变。

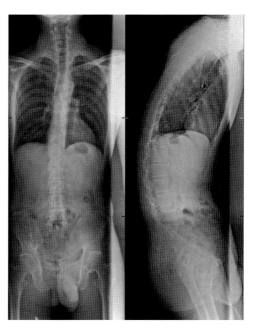

图2-43　脊柱受累X线片(一)

图片提供者:敖会芳(湖北省荆门市第二人民医院血液内科风湿免疫科)

【病例2-44】AS患者,男,45岁。图2-44为X线片示脊柱侧弯,生理曲度存在,骨质疏松,椎体密度低,椎间隙变窄,部分可见钙化,椎小关节间隙模糊。

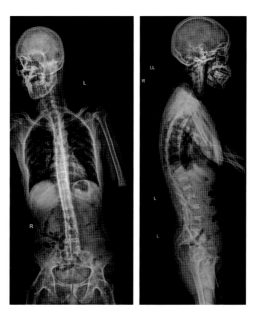

图2-44　脊柱受累X线片(二)

图片提供者:熊江彪、吴锐(南昌大学第一附属医院风湿免疫科)

【病例2-45】AS患者,男,38岁,腰背痛20年。患者脊柱畸形严重影响生活,行脊柱矫形术。图2-45为患者术前X线片(A)示颈椎生理曲度变直、腰椎后凸,各椎体前后缘见韧带钙化。术后复查X线片(B)示脊柱畸形部分恢复。

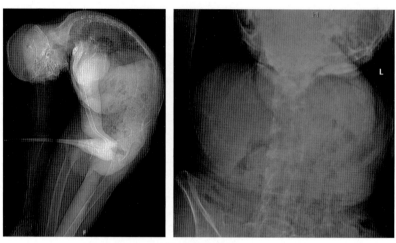

(A) 术前X线片

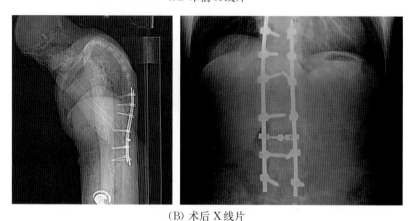

(B) 术后X线片

图2-45 脊柱受累X线片(三)
图片提供者:甘雨舟(北京大学人民医院风湿免疫科)

【病例2-46】AS患者,男,60岁。图2-46为胸腰椎后路椎手术,即椎弓根内固定术前外观(A)、X线片(B)、MRI(C)以及治疗后外观(D)、X线片(E)对比。

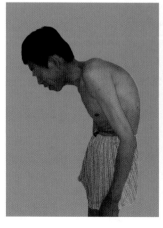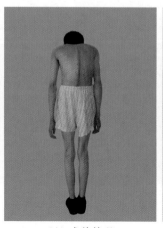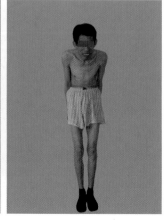

(A) 术前外观

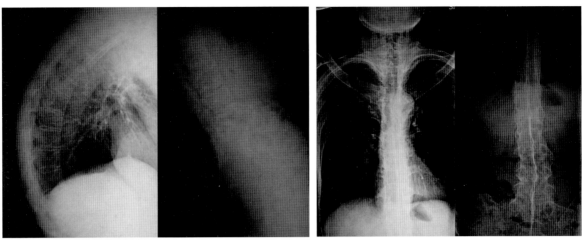

（B）术前 X 线片

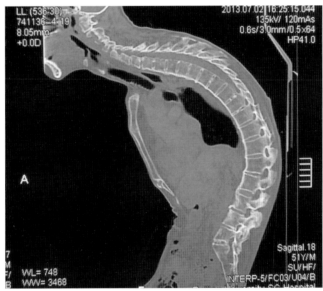

（C）术前 MRI

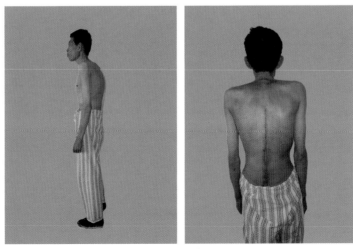

（D）术后外观

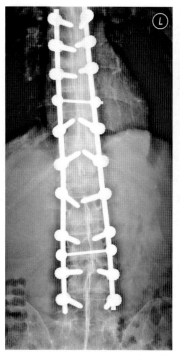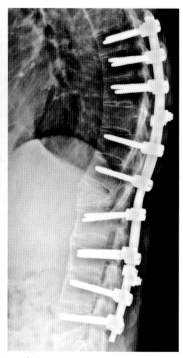

(E) 术后 X 线片

图 2-46　脊柱受累临床及影像学表现

图片提供者：韩淑玲（北京大学首钢医院风湿免疫科）

AS患者腰椎改变可见腰椎生理曲度变直（图 2-47）、骨桥（图 2-48、2-52）、骨赘（图 2-49、2-52）、腰椎方形改变（图 2-50）、椎体压缩（图 2-51）、关节面融合强直（图 2-53）、腰椎后凸（图 2-54）、许莫结节（图 2-55）、骨髓水肿（图 2-56）、腰椎细菌感染（图 2-57）等。

【病例 2-47】 AS患者，男，26岁。图 2-47 为腰椎正侧位 X 线片示腰椎生理曲度变直。

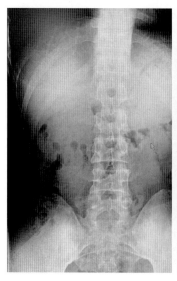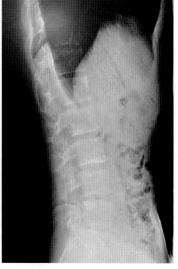

图 2-47　腰椎受累 X 线片（一）

图片提供者：夏丽萍（中国医科大学附属第一医院风湿免疫科）

【病例 2 - 48】AS 患者。图 2 - 48 为 X 线片示腰椎椎体前纵韧带骨化,可见骨桥形成(箭头处)。

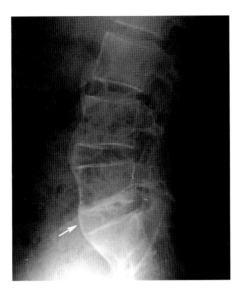

图 2 - 48　腰椎受累 X 线片(二)
图片提供者:蒋毅(陆军军医大学第一附属医院西南医院中医与风湿免疫科)

【病例 2 - 49】AS 患者,男,32 岁。图 2 - 49 为 X 线片示椎体骨赘(箭头处)。

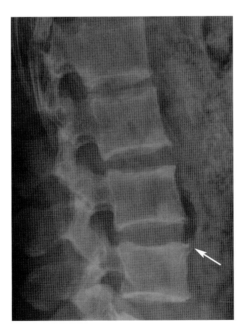

图 2 - 49　腰椎受累 X 线片(三)
图片提供者:姚海红(北京大学人民医院风湿免疫科)

【病例 2 - 50】AS 患者,男。图 2 - 50 为腰椎 X 线片示 L2/3 椎体方形改变(箭头处)。

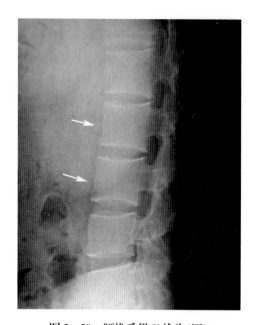

图 2 - 50　腰椎受累 X 线片(四)

图片提供者:邹庆华(陆军军医大学第一附属医院西南医院中医与风湿免疫科)

【病例 2 - 51】AS 患者,男,68 岁,病程 42 年。图 2 - 51 为 X 线片示腰椎椎体边缘骨质增生、前后纵韧带骨化,呈竹节样改变,多个胸椎及腰椎间隙狭窄,L4 椎体及附件失常态,椎体压缩(A、B,箭头处),密度不均匀稍增高,边界欠清。

腰椎 MRI 示胸腰椎变直并略反弓,各椎间隙变窄、部分消失,多发椎体融合(C,箭头处),L4 椎体、附件及周围信号不均,压脂像呈高信号,局部硬膜囊受压,椎管狭窄。T9、T10、T12 及 L1 内可见类圆形异常信号(D,箭头处),T2WI 及 T1WI 均为稍高信号,抑脂像呈稍高信号。L1/2 相对缘终板炎并椎间盘前突。

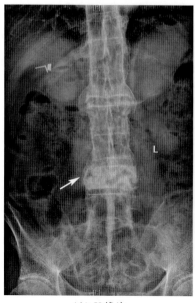
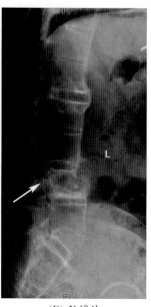

(A) X 线片　　　　　　　　(B) X 线片

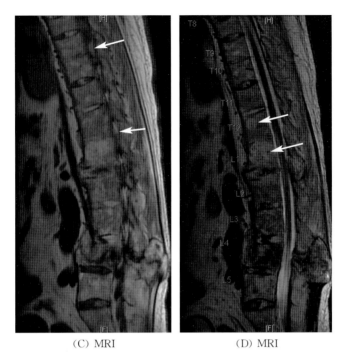

(C) MRI　　　　　　　(D) MRI

图 2 - 51　腰椎受累影像学表现(一)

图片提供者：姚海红(北京大学人民医院风湿科)

【**病例 2 - 52**】AS 患者,男,病程 27 年。图 2 - 52 为腰椎 CT 平扫(A)及 CT 三维重建(B)示 T10～T12、L1～L2、L3～L4 前缘骨桥形成(A、B,白箭头处),L5 椎体前缘骨赘形成(A、B,蓝箭头处),部分椎小关节关节间隙略变窄,L3～L4 椎小关节融合(A,红箭头处)。

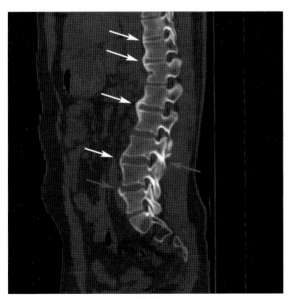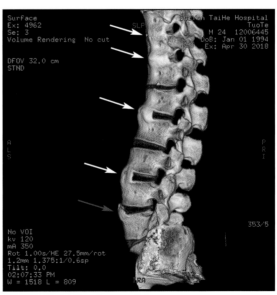

(A) CT　　　　　　　(B) CT 三维重建

图 2 - 52　腰椎受累影像学表现(二)

图片提供者：兰培敏、方兴刚[湖北省十堰市太和医院(湖北医药学院附属医院)中西医结合科(风湿、骨质疏松专业)]

【病例2-53】AS患者,男,54岁,病程16年。图2-53为腰椎CT示腰椎关节间隙狭窄、消失,上下关节突关节面骨质破坏,部分融合、强直(箭头处)。

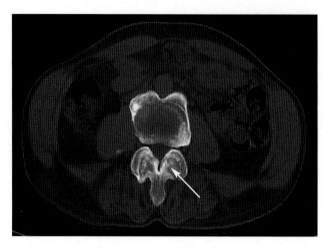

图2-53 腰椎受累CT(一)

图片提供者:兰培敏、方兴刚〔湖北省十堰市太和医院(湖北医药医学院附属医院)中西医结合科(风湿、骨质疏松专业)〕

【病例2-54】AS患者,女,49岁,病程5年。图2-54为CT示脊柱曲度僵直,以L1、L2椎体为中心后凸(箭头处),颈椎及胸椎曲度平直;部分椎体呈方形,脊柱呈竹节样改变;诸椎间小关节模糊融合。

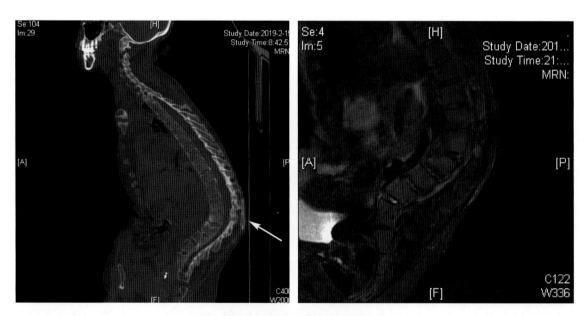

图2-54 腰椎受累CT(二)

图片提供者:王霞(山东省立医院风湿免疫科)

【病例 2‐55】患者,女,24 岁。腰痛 5 年余。图 2‐55 为腰椎 MRI 示许莫结节。

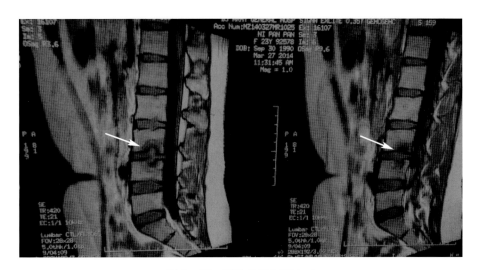

图 2‐55 腰椎受累 MRI(一)
图片提供者:孔祥艳(中国人民解放军总医院第四医学中心风湿免疫科)

【病例 2‐56】AS 患者,男,31 岁。图 2‐56 为 MRI 示 L3～L5 椎体前纵韧带增厚,椎体信号不均,L4 和 L5 椎体内见骨髓水肿信号,表现为片状长 T1 稍长 T2 信号(A,箭头处),抑脂像为高信号(B,箭头处)。

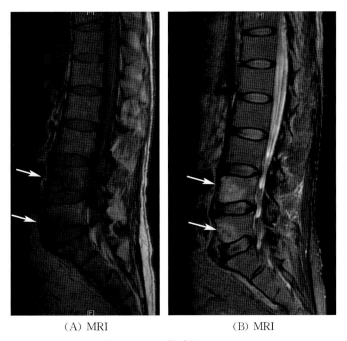

(A) MRI   (B) MRI
图 2‐56 腰椎受累 MRI(二)
图片提供者:姚海红(北京大学人民医院风湿免疫科)

【病例 2‐57】AS 患者,男,51 岁,诊断为腰椎细菌感染。图 2‐57 为双侧骶髂关节 MRI(A、B)示平扫未见异常,双侧竖脊肌水肿。CT(C、D)示腰 4 椎体上缘骨皮质欠连续(红箭头处)。腰椎 MRI 示 L3～4 椎体异常信号,考虑感染性病变,T11～12、L3～5 椎间盘膨出伴椎间孔狭窄,L3～5 椎间盘水平黄韧带增厚,L3～4 椎体水平皮下软组织水肿。椎间盘病理示椎间盘间隙脓肿形成,可见死骨片。椎间盘细菌培养(E)示大肠埃希菌(红圈处)。

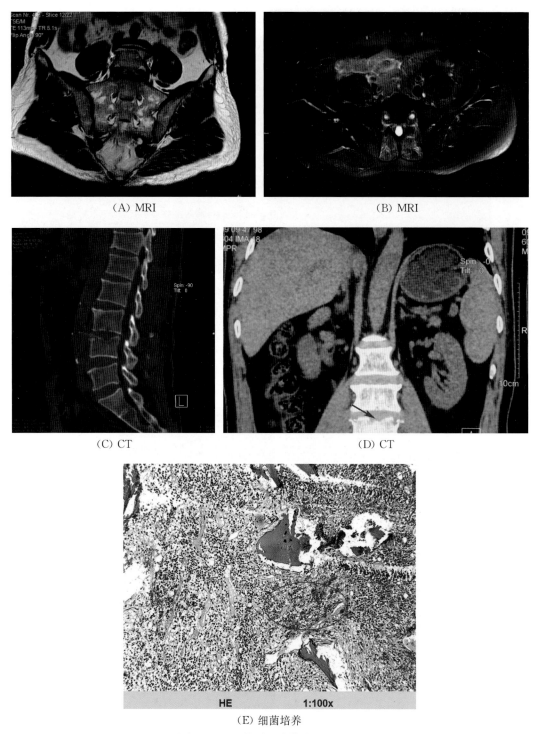

(A) MRI　　　　　　　　　　　　　　(B) MRI

(C) CT　　　　　　　　　　　　　　(D) CT

(E) 细菌培养

图 2-57　腰椎受累影像学表现(三)

图片提供者：李玉翠、张莉芸、许珂[山西白求恩医院(山西医学科学院)风湿免疫科]

　　Andersson 病变(图 2-58)是一种发生于中晚期 AS 患者椎体或椎间盘的破坏性、非感染性病变，最先由 Andersson 提出。该损害表现为椎体破坏、假关节形成、椎间盘炎或椎间盘糜烂、破坏(图 2-59)、终板炎(图 2-60)、椎角炎(图 2-60)、慢性肉芽肿等，也可见三柱病变(图 2-61)，中晚期患者表现为脊柱剧烈疼痛，纤维或骨性强直及骨质疏松，易发生骨折，可导致脊柱畸形及不可逆性神经损害。

【病例2-58】AS患者，女，29岁，病程4年，未规范治疗。图2-58为CT示腰椎椎体典型的Andersson病变（箭头处）。

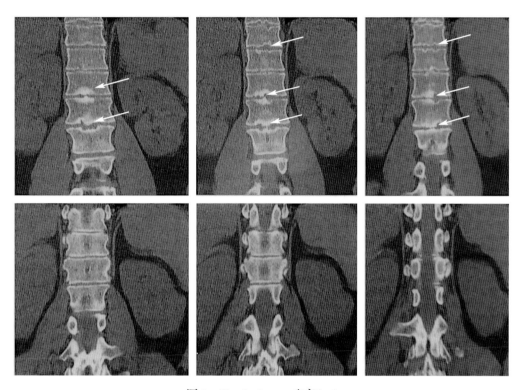

图2-58　Andersson病变（一）

图片提供者：李荣达（湖北荆州市中心医院风湿免疫科）

【病例2-59】AS患者胸椎严重Andersson病变。图2-59为椎间盘糜烂和破坏（A，箭头处），导致胸椎不稳定，并出现严重疼痛，患者接受手术治疗（B）。

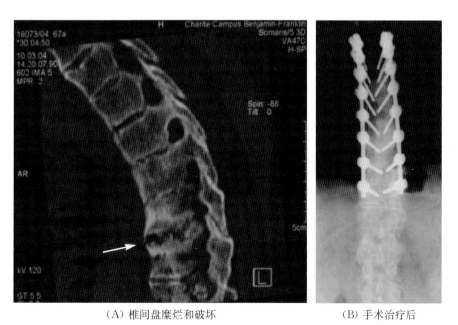

（A）椎间盘糜烂和破坏　　　　（B）手术治疗后

图2-59　Andersson病变（二）

图片来源：Rheumatology，2015，118：983.

【病例 2-60】 AS 患者,男,48 岁,病程 30 年。图 2-60 为 MRI 示胸腰椎椎角炎(Romanus 病灶,白箭头处)、终板炎(Andersson 病变,红箭头处)、椎体破坏及脂肪浸润。

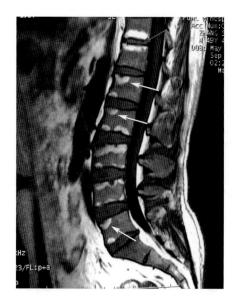

图 2-60 Andersson 病变(三)
图片提供者:刘明、陈晓明(邵阳市中心医院风湿免疫科)

【病例 2-61】 AS 患者,男,32 岁,HLA-B27(+)。图 2-61 为 MRI 示 Andersson 病变,腰椎三柱病变(箭头处)。

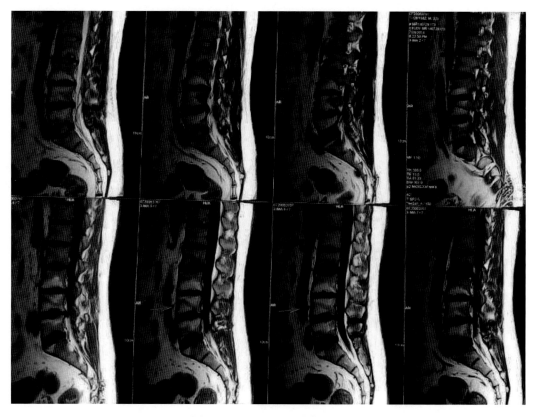

图 2-61 Andersson 病变(四)
图片提供者:李玉翠、张莉芸、许珂[山西白求恩医院(山西医学科学院)风湿免疫科]

肩关节受累也引起对称性同心圆样关节间隙变窄,同时可伴有主要发生在肱骨头外上方的骨破坏。

AS患者可出现胸椎生理曲度变直(图2-62)、后突畸形(图2-63),椎体缘骨质增生(图2-64),严重者会出现胸廓严重畸形如桶状胸畸形(图2-65)以及脊柱活动受限。还可见胸椎椎体压缩(图2-66、2-70)、胸椎骨桥骨折(图2-67)。

另外,AS患者也可出现肋椎关节融合(图2-68),少数患者出现胸腔积液(图2-69)和椎角炎(图2-71)。

【病例2-62】AS患者,男,18岁,病程1年。图2-62为X线片示胸椎生理曲度变直。

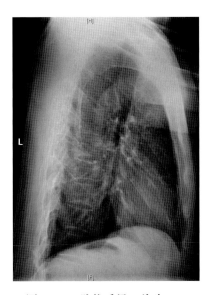

图2-62　胸椎受累X线片(一)

图片提供者:姚海红(北京大学人民医院风湿免疫科)

【病例2-63】AS患者,男,49岁。颈椎、腰椎的活动度几乎为0,胸椎脊柱显著后凸畸形。图2-63为X线片示胸段后突(A,箭头处)改变,椎体序列不连续,L5椎体稍前移,L3椎体轻微后移位(B,箭头处)。

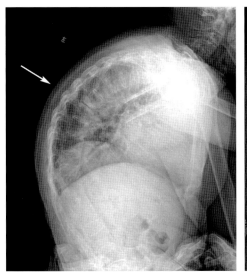
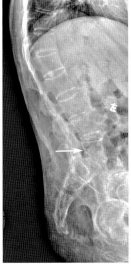

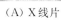
（A）X线片　　　　　　　　（B）X线片

图2-63　胸椎受累X线片(二)

图片提供者:黄正平、李天旺(广东省第二人民医院风湿免疫科)

【**病例 2 - 64**】AS 患者,男,55 岁,病程 32 年。图 2 - 64 为 X 线片示胸椎椎体骨质疏松、椎体缘骨质增生。

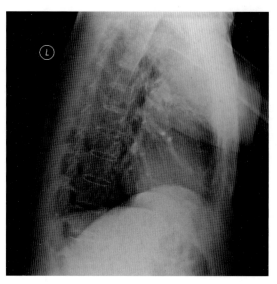

图 2 - 64　胸椎受累 X 线片(三)
图片提供者:姚海红(北京大学人民医院风湿免疫科)

【**病例 2 - 65**】AS 患者,女,病程 17 年。图 2 - 65 为 X 线片示胸廓桶状胸畸形。该患者长期只使用小剂量糖皮质激素治疗,就诊时存在严重胸廓畸形以及脊柱活动受限。

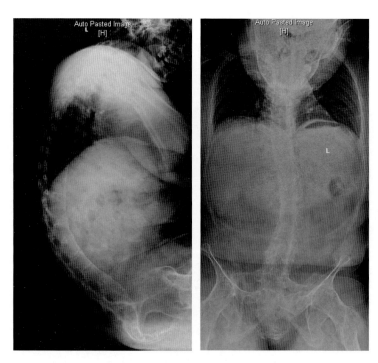

图 2 - 65　胸椎受累 X 线片(四)
图片提供者:姚海红(北京大学人民医院风湿免疫科)

【**病例 2 - 66**】AS 患者,男,55 岁,病程 32 年。图 2 - 66 为 X 线片示胸椎各椎体骨质疏松明显,胸椎压缩性骨折,T8 椎体楔形改变(箭头处)。

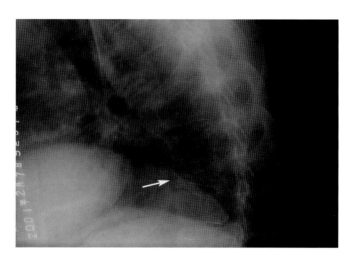

图 2 - 66　胸椎受累 X 线片(五)
图片提供者:成娴(陆军军医大学第一附属医院西南医院中医与风湿免疫科)

【**病例 2 - 67**】AS 患者,男,53 岁,病程 20 余年。车祸后出现脊柱损伤。图 2 - 67 为脊柱 CT (A)及 X 线片(B)示 T8/9 椎体骨桥骨折,伴相应椎间隙增宽(箭头处)。

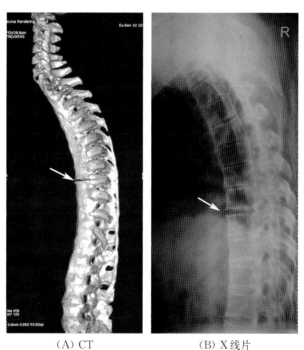

(A) CT　　　　　(B) X 线片
图 2 - 67　胸椎受累 CT 及 X 线片
图片提供者:唐今扬、周彩云(中国中医科学院西苑医院风湿病科)

【**病例 2 - 68**】AS 患者，男，病程 21 年。图 2 - 68 为 CT 平扫示肋椎关节融合（箭头处），该患者胸廓活动度明显受限。

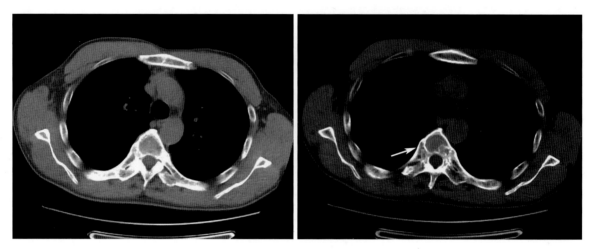

图 2 - 68 胸椎受累 CT

图片提供者：兰培敏、方兴刚［湖北省十堰市太和医院（湖北医药医学院附属医院）中西医结合科（风湿、骨质疏松专业）］

【**病例 2 - 69**】AS 合并双侧胸腔积液患者，男，58 岁。图 2 - 69 为 CT 示双侧胸腔积液（A，箭头处），胸腔积液病理示大量炎症细胞（B，箭头处）。

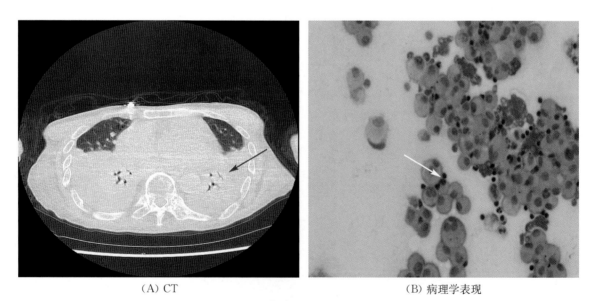

（A）CT　　　　　　　　　　　　　　　（B）病理学表现

图 2 - 69 胸椎受累 CT 及病理学改变

图片提供者：王丽芳（北京大学首钢医院风湿免疫科）

【病例 2-70】 AS 患者，男，53 岁。图 2-70 为 MRI 示胸椎后突畸形，胸椎各椎体形态、信号正常，T11 椎体压缩变形（箭头处），T12、L1 椎体略变扁，骨性椎管无明显变窄。胸椎各椎间盘信号不均匀减低，明显突出及膨出征象。

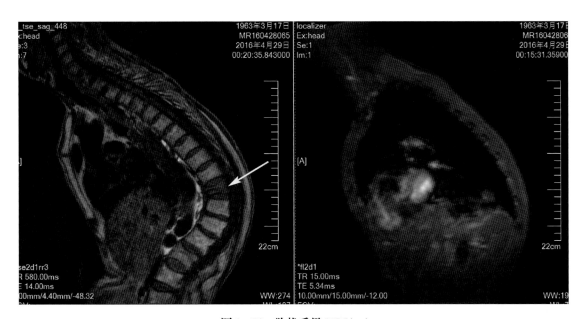

图 2-70　胸椎受累 MRI（一）
图片提供者：李东升（江西省赣州市人民医院风湿免疫科）

【病例 2-71】 AS 患者，男，44 岁。图 2-71 为胸椎及腰椎 MRI 示椎角炎（箭头处）。

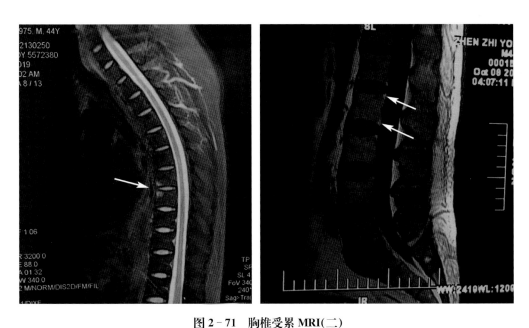

图 2-71　胸椎受累 MRI（二）
图片提供者：刘明、陈晓明（湖南省邵阳市中心医院风湿免疫科）

　　AS 患者颈部受累可表现为颈椎僵硬感、疼痛和棘突压痛，常在起病数年后才出现，但部分患者可在早期出现。影像学改变可表现为颈椎生理曲度变直（图 2-72、2-73）、椎旁韧带广泛硬化（图

2-72)、椎体竹节样改变(图2-73)、椎小关节间隙变窄(图2-74)、椎体骨质增生(图2-74)、骨桥(图2-75)、骨赘(图2-76)、骨质融合(图2-77、78)、椎角炎(图2-79)以及脱髓鞘病变(图2-80)。

【病例2-72】AS患者,男,42岁,病程20年。图2-72为X线片示颈椎曲度变直,C3/4～C6/7椎间隙略狭窄,椎旁韧带广泛硬化(箭头处)。

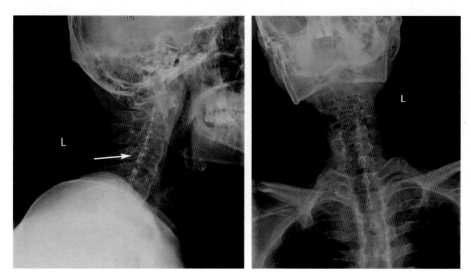

图2-72　颈椎受累X线片(一)
图片提供者:姚海红(北京大学人民医院风湿免疫科)

【病例2-73】AS患者,男,48岁,病程30年。图2-73为X线片示颈椎生理曲度消失,椎体竹节样改变(箭头处)。

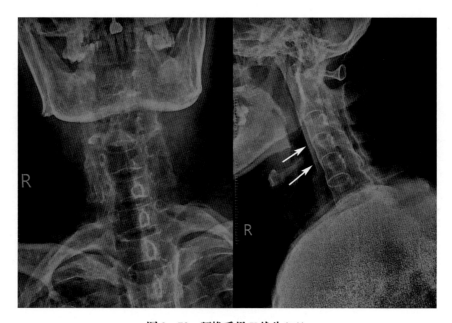

图2-73　颈椎受累X线片(二)
图片提供者:刘明、陈晓明(湖南省邵阳市中心医院风湿免疫科)

【病例2-74】AS患者,男,53岁。图2-74为X线片示颈椎椎小关节间隙变窄(红箭头处)、椎体前缘骨质增生(白箭头处)。

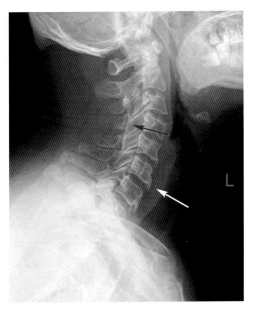

图2-74　颈椎受累X线片(三)
图片提供者:史丽璞(河南省人民医院风湿免疫科)、郇稳(郑州人民医院风湿免疫科)

【病例2-75】AS患者,男。图2-75为X线片示C5/6、C6/7、C7/T1椎体前纵韧带骨化,骨桥形成(箭头处)。

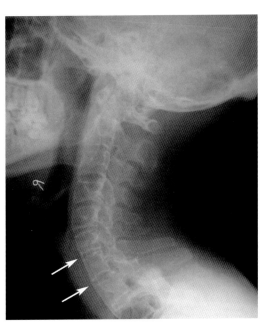

图2-75　颈椎受累X线片(四)
图片提供者:邹庆华(陆军军医大学第一附属医院西南医院中医与风湿免疫科)

【**病例2-76**】AS患者,男。图2-76为X线片示C2/3椎体前缘骨桥形成(红箭头处),C3/4椎体前缘韧带骨赘(蓝箭头处),但尚未形成骨桥。

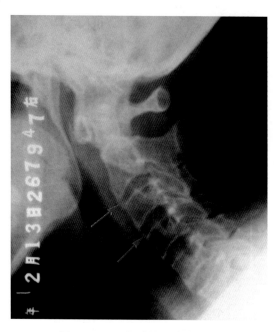

图2-76 颈椎受累X线片(五)

图片提供者:柏干萍(陆军军医大学第一附属医院西南医院中医与风湿免疫科)

【**病例2-77**】AS患者,男,47岁,病程10年。图2-77为X线片示颈椎诸椎体及附件骨质融合(箭头处),呈竹节样改变,颈椎曲度变直。

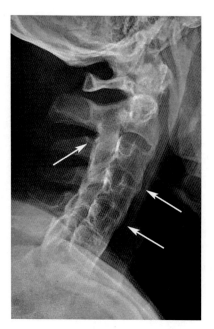

图2-77 颈椎受累X线片(六)

图片提供者:张安兵(湖北省襄阳市中心医院风湿免疫科)

【病例2-78】AS患者,男,27岁,病程9年。图2-78为X线片示颈椎生理曲度变直,椎体不同程度增生变尖,椎间隙变窄,椎体前后缘韧带增厚,部分椎体边缘呈竹节样改变,部分小关节骨性融合(箭头处),关节间隙狭窄。

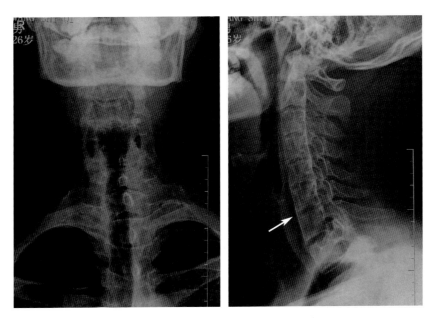

图2-78　颈椎受累X线片(七)

图片提供者：王涛(安徽省蚌埠医学院第一附属医院风湿科)

【病例2-79】AS患者,男,病程7年。图2-79为MRI示颈椎多个椎体角(C6椎体前缘明显)有小斑片状高信号(箭头处),考虑椎体角脂肪沉积即慢性椎角炎。

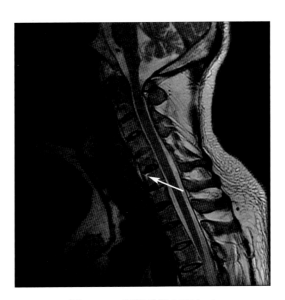

图2-79　颈椎受累MRI(一)

图片提供者：兰培敏、方兴刚[湖北省十堰市太和医院(湖北医药医学院附属医院)中西医结合科(风湿、骨质疏松专业)]

【病例2-80】AS合并脱髓鞘病变患者,男,34岁。图2-80为颈椎及骶髂关节治疗前后对比。
　　入院前2月患者腰痛加重,出现脚趾活动不便及温度觉过敏。入院时患者ESR和CRP分别为50 mm/h,48.28 mg/L。入院后行颈椎MRI(A、B)示颈椎退变;C3、C4椎体部分融合;C5/6,

C6/7椎间盘轻度向后突出,伴同层面椎管稍狭窄;C4/5水平脊髓异常信号,多考虑为炎性脱髓鞘可能;治疗前再次行颈椎MRI提示病灶影与1个月前(C)类似。骶髂关节MRI(D)示双侧骶髂关节炎。

　　治疗35天后复查颈椎MRI增强,未发现新增病灶,且原有病灶部分缩小(E)。治疗17个月随访,颈椎MRI示原有病灶明显缩小(F),增强扫描示无新增病灶(G),骶髂关节MRI示AS活动性病变明显改善(H)。

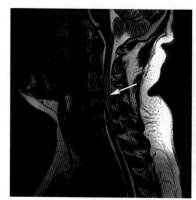

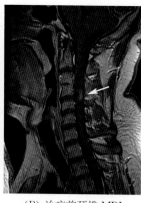

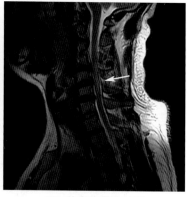

| (A) 治疗前颈椎MRI | (B) 治疗前颈椎MRI | (C) 治疗前颈椎MRI |

注:颈椎矢状位T2加权像显示脊髓C3~C5水平高信号条索影(A,箭头处);T1加权像提示C4/5水平高信号病灶影(B,箭头处);T2加权MRI显示病灶影与1个月前类似(C,箭头处)

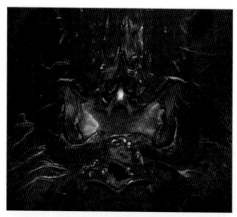

(D) 治疗前骶髂关节MRI

注:MRI(D)示双侧骶髂关节面模糊,关节面狭窄,骶髂关节骨质见大片长T1、长T2信号影,以双侧骶骨为著

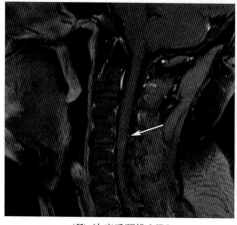

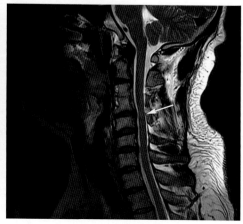

(E) 治疗后颈椎MRI　　　　　　　　　(F) 治疗后颈椎MRI

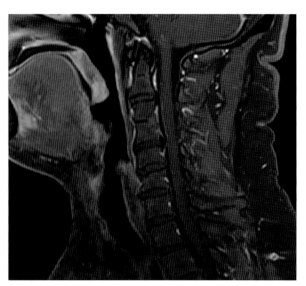

（G）治疗后颈椎 MRI

注：治疗 35 天后复查增强颈椎 MRI 示原有 C4/5 水平病灶较
前缩小（E,箭头处）；治疗 17 个月时复查 MRI 示病灶缩小（F,箭头
处），增强扫描未见新的病灶（G）

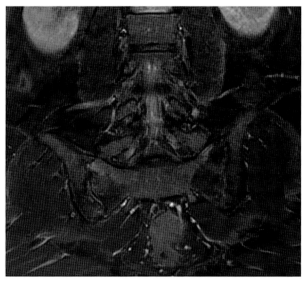

（H）治疗后骶髂关节 MRI

注：治疗 17 个月时骶髂关节 MRI(H)提示 AS 活动性病变明
显改善

图 2-80 颈椎受累及骶髂关节 MRI(二)

图片提供者：叶丛(武汉同济医院风湿免疫科)

　　髋关节是最常受累的外周关节,可见髋关节间隙狭窄(图 2-81)、髋关节面模糊(图 2-82)、髋
关节间隙融合消失(图 2-83、2-84)、髋关节面破坏,骨质增生硬化(图 2-85)。髋关节受累患者
日后可能出现残疾,施行全髋置换术(图 2-86、2-87)可改善残疾。

　　髋关节受累还可见髋关节面下囊性变(图 2-88、2-89)、髋关节退变(图 2-90)、髋关节关节
腔积液(图 2-91、2-92)等。

【病例 2-81】AS 患者,男,35 岁。图 2-81 为 X 线片示髋关节间隙狭窄,右髋为著(箭头处),伴软骨下硬化。

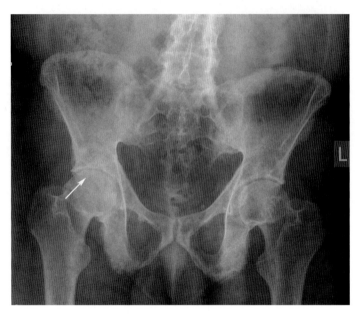

图 2-81 髋关节受累 X 线片(一)

图片提供者:殷健(海军军医大学附属长征医院风湿免疫科)

【病例 2-82】AS 患者,男,26 岁。图 2-82 为 X 线片示双侧髋关节面模糊,左髋为著(箭头处),密度不均匀增高。左侧关节间隙消失,右侧关节间隙狭窄。

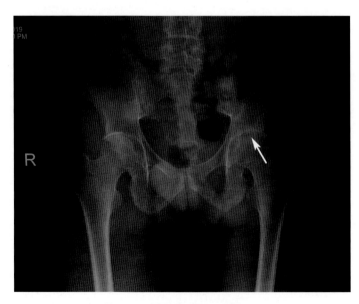

图 2-82 髋关节受累 X 线片(二)

图片提供者:罗日强(广东省人民医院风湿免疫科)

【病例2-83】AS患者,男,23岁。图2-83为X线片示左髋关节间隙变窄、消失、融合(白箭头处);右侧髋关节间隙变窄、硬化(红箭头处)。

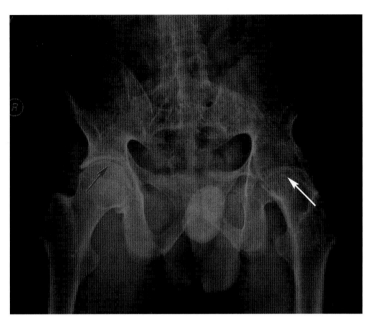

图2-83　髋关节受累X线片(三)

图片提供者:熊焰(湖北省十堰市人民医院风湿免疫科)

【病例2-84】AS患者,男,54岁,病程20余年。图2-84为骨盆正位X线片示双侧骶髂关节及双侧髋关节间隙消失。

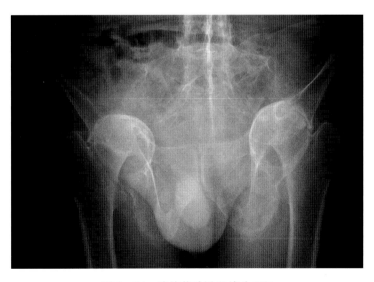

图2-84　髋关节受累X线片(四)

图片提供者:杨艳丽、张莉芸、许珂、张改连[山西白求恩医院(山西医学科学院)风湿免疫科]

【病例2-85】AS患者,图2-85为双髋关节受累,骨盆X线片(A)示骶髂关节间隙消失,双侧股骨头略变形,双侧髋关节面边缘骨质增生、硬化,关节间隙变窄,关节周围可见游离体形成。

附:MRI(B、C、D)示双侧髋关节骨质增生、双侧股骨头及髋臼骨髓水肿、囊变,双髋关节腔积液。

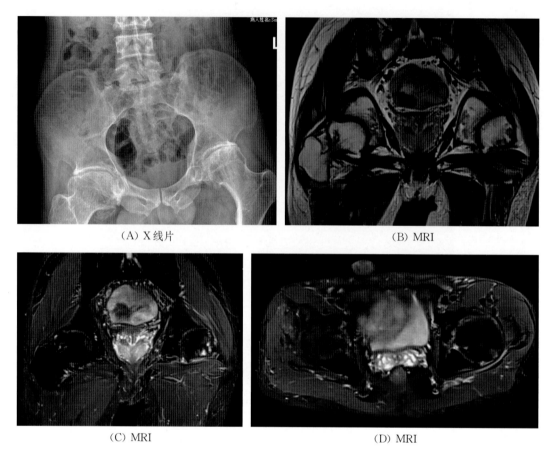

(A) X线片   (B) MRI

(C) MRI   (D) MRI

图2-85　髋关节受累影像学表现(一)

图片提供者:崔银风、张莉芸、许珂、张改连、李娟[山西白求恩医院(山西医学科学院)风湿免疫科]

【病例2-86】AS患者,男,51岁。图2-86为X线片示右侧髋关节呈置换术后改变,左侧髋关节间隙变窄,股骨头密度尚均匀,双侧骶髂关节呈融合趋势。

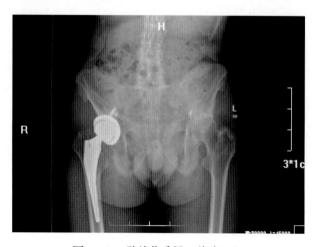

图2-86　髋关节受累X线片(五)

图片提供者:秦桂福(湖北省中医院风湿病科)

【**病例 2 - 87**】AS 患者,男,51 岁。因活动受限施行双侧髋关节置换术,图 2 - 87 为 X 线片示双侧股骨头可见金属影,双侧髋臼可见固定器影,周围伴放射状伪影,呈术后表现。

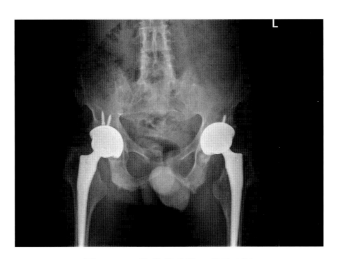

图 2 - 87　髋关节受累 X 线片(六)
图片提供者:陈小奇(武汉大学中南医院风湿免疫科)

【**病例 2 - 88**】AS 患者,男,29 岁。图 2 - 88 为 X 线片及 CT 示双髋关节间隙变窄,关节面下囊性变(A、B,箭头处)。

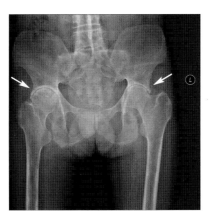

(A) X 线片

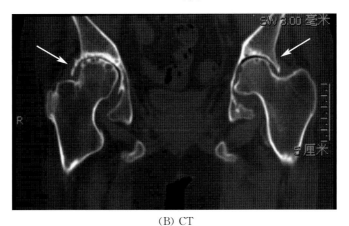

(B) CT

图 2 - 88　髋关节受累影像学表现(二)
图片提供者:颜淑敏(北京积水潭医院风湿免疫科)

【病例2-89】AS患者,病程8年。图2-89为CT示左侧髋关节间隙狭窄,关节面下见多发囊状骨质破坏(箭头处)。

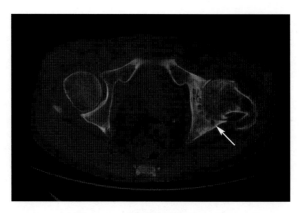

图2-89 髋关节受累CT(一)

图片提供者:兰培敏、方兴刚[湖北省十堰市太和医院(湖北医药医学院附属医院)中西医结合科(风湿、骨质疏松专业)]

【病例2-90】AS患者,男,41岁。图2-90为CT示双髋关节间隙狭窄、部分骨性强直,双股骨头坏死、髋关节退变(A,箭头处)。3D-CT示股骨头边缘可见骨质增生变尖(B,箭头处)、关节间隙消失、骨性强直、退行性变。

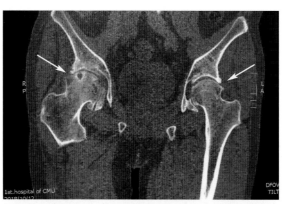

(A) CT

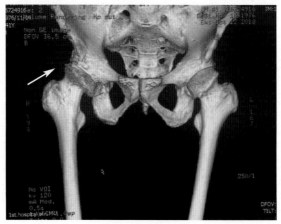

(B) 3D-CT

图2-90 髋关节受累CT(二)

图片提供者:吴春玲(中国医科大学附属第一医院风湿免疫科)

【病例 2 - 91】 AS 患者,男,21 岁。图 2 - 91 为 MRI 示左侧髋关节关节腔变窄、积液(箭头处)。

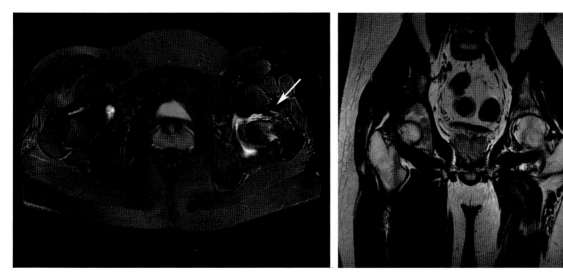

图 2 - 91　髋关节受累 MRI(一)
图片提供者:刘蕾(大连医科大学附属一院风湿免疫科)

【病例 2 - 92】 AS 患者,男,27 岁。图 2 - 92 为 MRI 示典型的髋关节病变,可见双髋关节间隙均匀狭窄,双髋关节骨髓水肿、滑膜炎、关节积液(箭头处)。

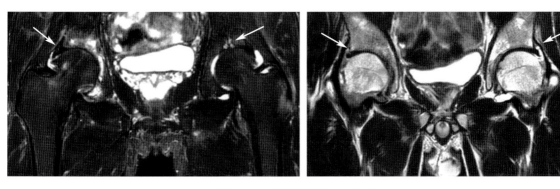

图 2 - 92　髋关节受累 MRI(二)
图片提供者:姚海红(北京大学人民医院风湿免疫科)

AS 患者耻骨联合受累,可见耻骨联合间隙模糊(图 2 - 93)、骨质硬化及侵蚀(图 2 - 94)、骨赘(图 2 - 95)、炎症及骨质破坏(图 2 - 96)等。

【病例 2 - 93】AS 患者,男,29 岁。图 2 - 93 为 X 线片示耻骨联合间隙模糊(箭头处)、骨侵蚀。

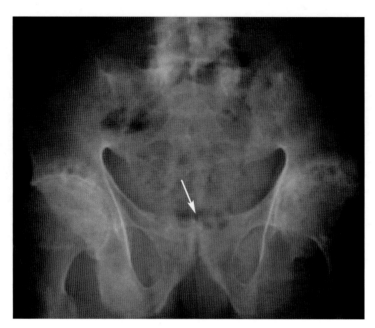

图 2 - 93　耻骨联合受累 X 线片(一)
图片提供者:姚海红(北京大学人民医院风湿免疫科)

【病例 2 - 94】AS 患者,男,42 岁,病程 6 年。图 2 - 94 为 X 线片示耻骨联合明显骨质硬化及侵蚀改变(红箭头处),间隙不均匀变窄,双侧骶髂关节间隙消失,明显骨质硬化改变(白箭头处)。

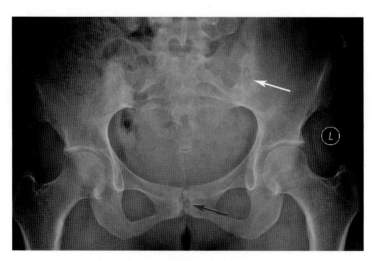

图 2 - 94　耻骨联合受累 X 线片(二)
图片提供者:姚海红(北京大学人民医院风湿免疫科)

【病例 2 - 95】 AS 患者，男，26 岁。图 2 - 95 为 X 线片示耻骨联合间隙略模糊、骨赘（箭头处）。

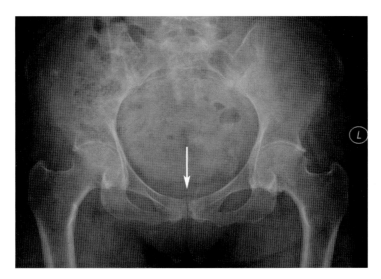

图 2 - 95　耻骨联合受累 X 线片（三）
图片提供者：姚海红（北京大学人民医院风湿免疫科）

【病例 2 - 96】 AS 患者，男，35 岁，确诊 3 年。图 2 - 96 为骨盆 X 线片和 CT 示耻骨联合处炎症及骨质破坏（箭头处）。

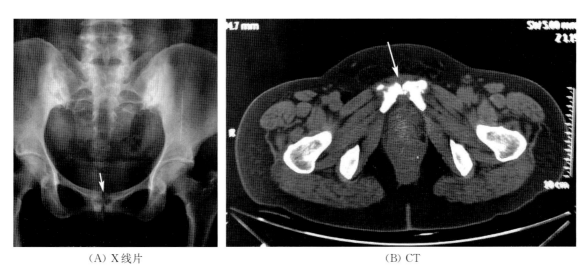

（A）X 线片　　　　　　　　　　　　　（B）CT

图 2 - 96　耻骨联合受累影像学表现
图片提供者：俞可佳（无锡人民医院风湿科）

膝关节受累，可见膝关节屈曲（图 2 - 97）、膝关节间隙狭窄（图 2 - 98），超声可见膝关节滑膜增生（图 2 - 99）、膝关节积液（图 2 - 100）、附着点炎（图 2 - 101）及髌下深囊积液（图 2 - 102）。

【病例2-97】AS患者,男,25岁。图2-97为X线片示膝关节屈曲,无法伸直。

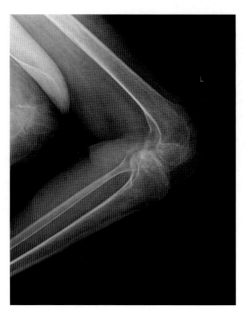

图2-97 膝关节受累X线片(一)
图片提供者:范文强(河南省新乡市中心医院风湿免疫科)

【病例2-98】AS患者,男,29岁。图2-98为双膝正侧位X线片示双膝关节间隙狭窄(箭头处)、退行性变。

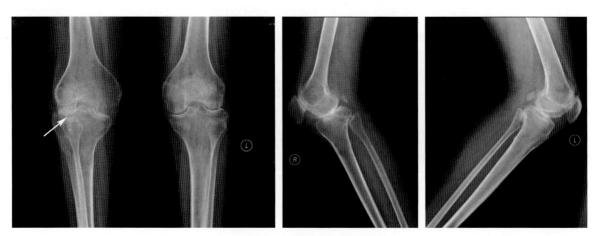

图2-98 膝关节受累X线片(二)
图片提供者:颜淑敏(北京积水潭医院风湿科)

【病例 2 - 99】AS 患者,女,39 岁,病程 20 年。图 2 - 99 为超声检查示膝关节滑膜增生(箭头处)伴有血流信号(彩色显示)、积液。

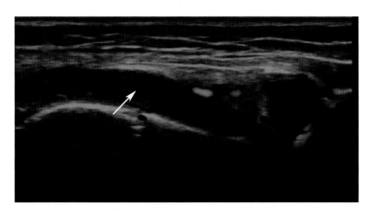

图 2 - 99　膝关节受累超声表现(一)

图片提供者:姚海红(北京大学人民医院风湿免疫科)

【病例 2 - 100】AS 患者,男,58 岁。图 2 - 100 为超声检查(A)示膝关节大量积液,髌上囊明显扩张,其内可见无回声区,厚度约 17.1 mm;(B)示膝关节股四头肌腱与髌骨附着处增厚,回声减低,能量多普勒信号丰富(绿框处)。

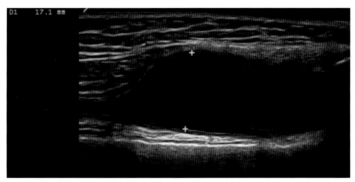

(A)超声表现

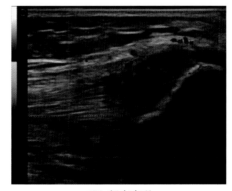

(B)超声表现

图 2 - 100　膝关节受累超声表现(二)

图片提供者:郭惠芳(河北医科大学第二医院风湿免疫科)

【**病例 2-101**】AS 患者,男,35 岁。图 2-101 为超声检查示膝关节下髌腱止点处附着点炎(箭头处),可见髌腱与胫骨附着处增厚,多普勒血流信号丰富,附着处骨皮质不光整。

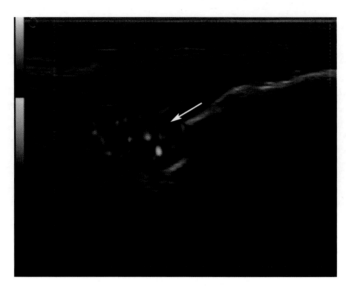

图 2-101　膝关节受累超声表现(三)
图片提供者:孙超(河北医科大学第二医院风湿免疫科)

【**病例 2-102**】AS 患者,女,42 岁。图 2-102 为超声检查示髌腱止点处见低回声区,低回声区周围有较丰富的多普勒血流信号,髌下深囊积液(箭头处)。髌腱止点处骨面欠光滑,有骨不连续,提示髌腱止点处附着点炎。

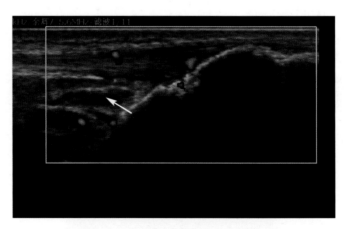

图 2-102　膝关节受累超声表现(四)
图片提供者:姚海红(北京大学人民医院风湿免疫科)

踝关节受累也比较常见,可见踝关节间隙融合(图 2-103)。足关节受累可见足跟侵蚀改变与增生(图 2-104)、足跟"鸡尾征"(图 2-105),也可出现附着点炎(图 2-106、2-107)、滑囊炎(图 2-108、2-109)、跟腱炎(图 2-110、2-111)以及骨赘(图 2-112)。

【病例2-103】AS患者,男,29岁。图2-103为X线片示双足马蹄足样畸形,双踝关节间隙融合(箭头处),右足跟骨骨刺明显。

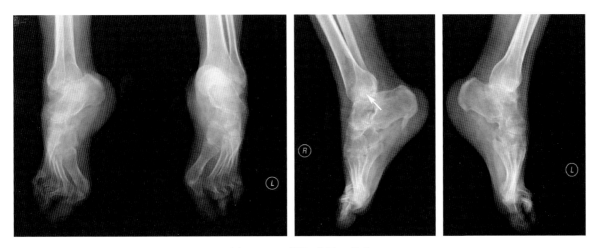

图2-103 踝部受累X线片

图片提供者:颜淑敏(北京积水潭医院风湿科)

【病例2-104】AS患者,男,36岁。图2-104为X线片示足跟侵蚀改变与增生(箭头处)。

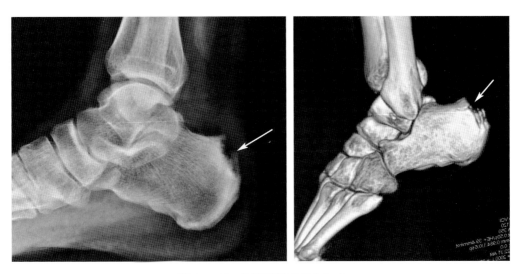

图2-104 足部受累X线片(一)

图片提供者:施阳(北京中医医院风湿免疫科)

【病例 2 - 105】AS 患者,男,37 岁。图 2 - 105 为 X 线片示足跟"鸡尾征"(箭头处)。

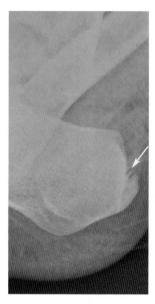

图 2 - 105　足部受累 X 线表现(二)

图片提供者:施阳(北京中医医院风湿免疫科)

【病例 2 - 106】AS 患者,男,41 岁。图 2 - 106 为 MRI 示左足跟后侧附着点炎(箭头处)。

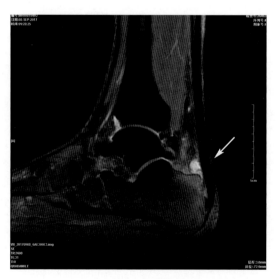

图 2 - 106　足部受累 MRI

图片提供者:邹亮(湖北省荆门市第二人民医院血液内科风湿免疫科)

【病例2‐107】AS患者,男,35岁。图2‐107为超声检查示跟腱止点处附着点炎(箭头处),可见跟腱止点处回声减低,有较丰富的多普勒血流信号,跟腱止点处骨面欠光滑,可见骨侵蚀。

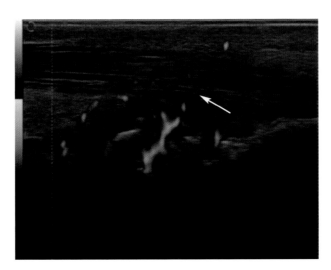

图2‐107 足部受累超声表现(一)

图片提供者:孙超(河北医科大学第二医院风湿免疫科)

【病例2‐108】AS患者,男,18岁。图2‐108为超声检查示左足跟跟腱止点处囊性低回声区,囊性低回声区周围有较丰富的多普勒信号,跟腱止点处骨面欠光滑,有骨不连续,提示左足跟跟骨后滑囊炎(箭头处)。

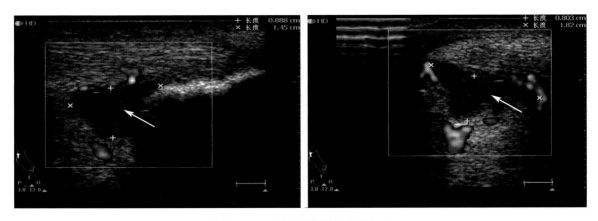

图2‐108 足部受累超声表现(二)

图片提供者:马艳(安徽省立医院风湿免疫科)

【病例2-109】AS患者,女,42岁,图2-109为超声检查示跟骨上方见囊性低回声,囊性低回声周围有丰富的多普勒血流信号,提示跟骨后滑囊炎(箭头处)。

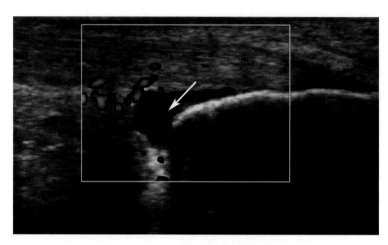

图2-109 足部受累超声表现(三)

图片提供者:姚海红(北京大学人民医院风湿免疫科)

【病例2-110】AS患者,女,22岁。图2-110为超声检查示跟腱增厚、回声减低,符合跟腱炎。

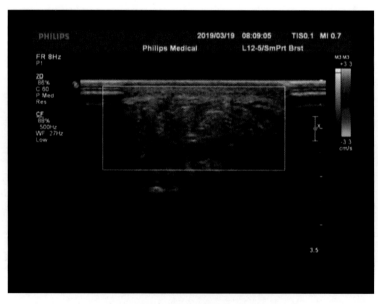

图2-110 足部受累超声表现(四)

图片提供者:谢鹏(重庆医科大学附属第二医院风湿免疫科)

【病例2-111】AS患者,男,34岁。图2-111为超声检查示跟腱增厚、回声减低,囊性低回声周围有丰富的多普勒血流信号(箭头处),提示跟腱炎。

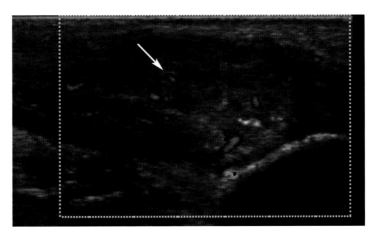

图2-111　足部受累超声表现(五)
图片提供者: 姚海红(北京大学人民医院风湿免疫科)

【病例2-112】AS患者,男,35岁。图2-112为超声检查示慢性跟腱炎改变,跟腱明显增厚,回声减低,跟腱与跟骨附着处可见骨赘(箭头处)形成。

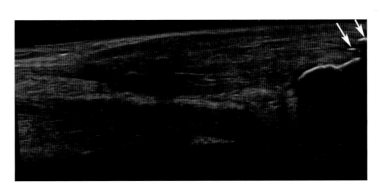

图2-112　足部受累超声表现(六)
图片提供者: 孙超(河北医科大学第二医院风湿免疫科)

　　肺实质病变是少见的晚期关节外表现,以缓慢进展的肺上段纤维化为特点,常在AS发病20年后出现。肺部可见纤维索条状(图2-113)或斑片状模糊影,也可见肺间质病变(图2-114)。

【病例2-113】AS患者,男,57岁。图2-113为CT示双上肺可见多发纤维索条影。

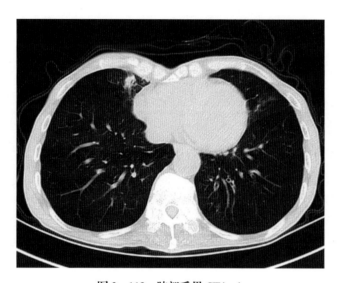

图2-113 肺部受累CT(一)
图片提供者:车国柱、张莉芸、许珂[山西白求恩医院(山西医学科学院)风湿免疫科]

【病例2-114】AS患者,男,43岁。图2-114为CT示肺间质病变。

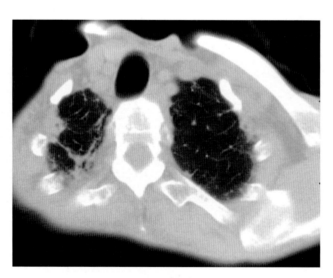

图2-114 肺部受累CT(二)
图片提供者:刘志纯(苏州大学附属第二医院风湿免疫科)

　　神经系统病变最常与脊柱骨折、脱位或马尾综合征相关。马尾综合征(图2-115)在AS少见,但晚期患者可以出现明显症状,包括逐渐起病的大、小便失禁、骶部疼痛、感觉丧失、阳痿和偶有踝反射消失。

【病例 2-115】AS 患者。图 2-115 为 MRI 示蛛网膜下腔囊肿(箭头处),此为马尾综合征发生的病理生理基础,马尾综合征是 AS 患者一种罕见的特征性表现。

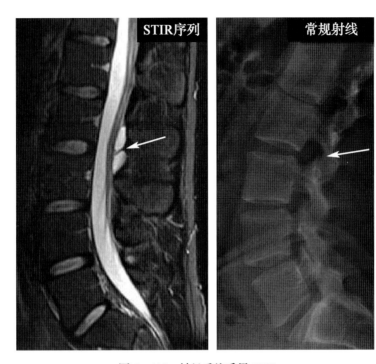

图 2-115　神经系统受累 MRI
图片来源:Rheumatology,2015,117:967.

六、诊断

AS 常于青少年晚期或成年早期起病,40 岁以后发病者相对较少。男性患病率至少是女性的 2~3 倍,通常女性的临床表现和 X 线进展较男性慢。典型病例临床特征突出,主要表现为:①炎性腰背痛,患者一般 40 岁前发病,隐袭起病,持续 3 个月以上,有晨僵、活动后可减轻;②胸痛;③交替性臀部疼痛;④急性前色素膜炎;⑤滑膜炎,主要以下肢、非对称性多见;⑥肌腱端炎,以足跟、跖底多见;⑦X 线片显示骶髂关节炎;⑧有阳性 AS、慢性炎症性肠病或银屑病家族史。本病主要依靠临床表现、实验室检查、影像学改变和遗传背景等方面来诊断。1984 年修订的纽约 AS 标准如下:如患者满足 AS 2009 年脊柱关节炎分类标准(见第一章),同时满足以下修订纽约标准中的放射学标准,则可诊断强直性脊柱炎。

1984 年修订的纽约 AS 标准:

(1) 临床标准:①下腰痛至少持续 3 个月,活动后减轻,休息后不缓解;②腰椎前屈、侧屈和后伸活动受限;③胸廓活动度较健康同龄人和同性别者减小;

(2) 放射学标准:单侧骶髂关节炎Ⅲ~Ⅳ级,或双侧骶髂关节炎Ⅱ~Ⅳ级;

对于诊断:①肯定 AS:满足放射学标准和 1 项(及以上)临床标准者;②可能 AS:符合临床标准 3 条,或符合放射学标准而不伴任何临床标准者。

七、鉴别诊断

AS 病因不明,早期诊断非常困难。因此,患者的病史、体征和 X 线检查结果非常重要。腰痛和僵硬感是最常见的临床表现,但很多其他表现可早于这些症状发生。不过在人群中腰痛是极其常见的症状,且引起腰痛最常见的原因并非是炎症性的,也可以是机械性的。机械性腰痛一般在活动时加重,休息时减轻,不伴胸廓活动度和脊柱侧弯活动受限,ESR 常不升高,X 线检查无骶髂关节炎。

髂骨致密性骨炎最常见于青年女性,出现局限于髂骨面的骨硬化,在 X 线上呈特征性三角形分布的高密度区(图 2-116)。弥漫性特发性骨肥厚(图 2-117)最常见于老年人,前纵韧带和肌腱、韧带骨附着处的层状骨肥厚为该病特征,以胸椎最常见。在 X 线片上也可以表现为竹节样变,对于缺乏经验的医生,可能会误诊为晚期 AS,但两者在影像上仍有较大差异可资鉴别。弥漫性特发性骨肥厚是以脊柱及脊柱外韧带广泛增生、骨化为主要特征的骨关节退行性病变。尤以下胸椎及右侧韧带连续性骨化为特点。X 线片可见特征性椎体前纵及后纵韧带的钙化,与 HLA-B27 无显著相关性。无椎间关节的骨性强直和骶髂关节侵蚀、硬化或融合,可与 AS 鉴别。

【病例 2-116】致密骨炎患者,图 2-116 为 X 线片示骶髂关节的双侧硬化,呈特征性的三角形硬化(箭头处)。

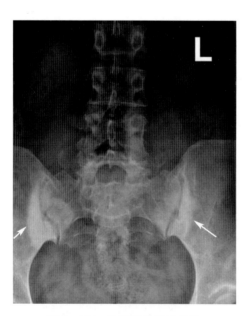

图 2-116 致密性骨炎 X 线片

图片来源:Rheumatology International,2010,30:293-296.

【病例 2-117】弥漫性特发性骨肥厚症患者,女,62 岁。图 2-117 为脊柱正、侧位 X 线片,脊柱正位 X 线片(A)示 T5~T11 椎体右侧(箭头处)、T11/12、L1~L3 椎体左侧有连续骨桥形成,L2/3 可见骨赘形成(箭头处),脊柱侧位 X 线片(B)示 T9~T11 前纵韧带钙化(箭头处)。

弥漫性特发性骨肥厚症是一种以脊椎边缘骨桥形成和肌腱、韧带钙化为特征的特殊类型骨关节炎,多于 50 岁左右发病,典型的 X 线片表现为至少 4 个相邻椎体前外侧缘钙化和骨化,椎体前缘连续增厚的骨化带在椎间隙水平隆起成波浪状,骨化带与椎体间可见一透明带的典型征象。本例患者 X 线表现与 AS 类似,需注意鉴别。

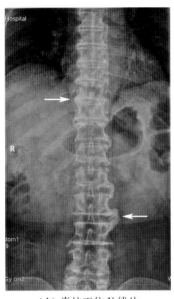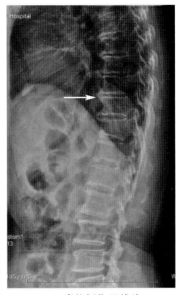

（A）脊柱正位 X 线片　　　　　（B）脊柱侧位 X 线片

图 2 - 117　弥漫性特发性骨肥厚症 X 线片

图片提供者：徐胜前（安徽医科大学第一附属医院风湿免疫科）

　　无论是老年人，还是年轻人，在进行腰痛的鉴别诊断时都要考虑到恶性肿瘤。其他可引起腰痛的疾病有盆腔炎性疾病、化脓性椎间盘炎、化脓性骶髂关节炎、骨氟中毒及脊柱结核（图 2 - 118）、慢性布鲁菌病、二氢焦磷酸钙沉着症、中轴骨软化、先天性脊柱后侧突、甲状旁腺功能减退症、血液系统肿瘤（图 2 - 119）等。原发和继发性甲状旁腺功能亢进可引起骶髂关节面不规则，尤以髂骨侧为甚，可引起软骨下骨吸收和邻近骨硬化，但不发生关节间隙狭窄和强直。

　　【病例 2 - 118】 SLE 患者，女，29 岁。糖皮质激素及免疫抑制剂治疗后出现腰痛，图 2 - 118 为 CT（A）及 MRI（B、C）示 T12、L1 椎体骨折（箭头处）。后经手术病理活检发现抗酸杆菌，证实为骨结核。

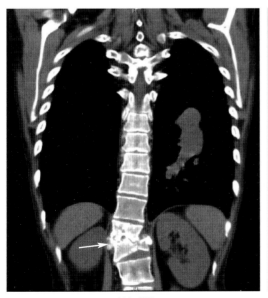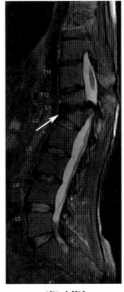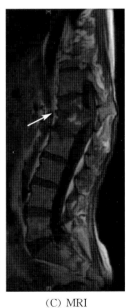

（A）CT　　　　　　　　（B）MRI　　　　　　　　（C）MRI

图 2 - 118　脊柱结核影像学表现

图片提供者：姚海红（北京大学人民医院风湿免疫科）

【病例 2-119】急性淋巴细胞白血病患者,男,14 岁。图 2-119 为 MRI 示髂骨、骶骨及双侧股骨头多发小圆形长 T1 长 T2 信号,增强扫描后强化(A、B,箭头处),大者位于骶骨左侧,约 3.2 cm×3.1 cm,右侧髂腰肌及臀大肌 T2 信号增高,增强扫描呈线状强化(C,箭头处)。经骨穿证实为急性淋巴细胞白血病。

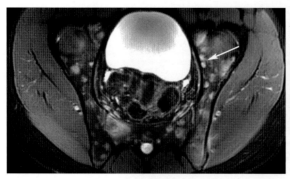
(A) MRI

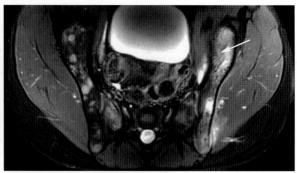
(B) MRI

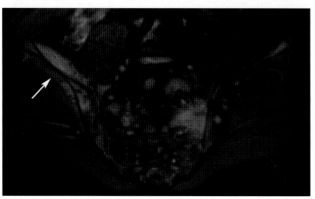
(C) MRI

图 2-119　急性淋巴细胞白血病 MRI
图片提供者:姚海红(北京大学人民医院风湿免疫科)

SAPHO 综合征(图 2-120～2-122)是主要累及皮肤、骨和关节的慢性病。SAPHO 为 5 个英文单词首字母的缩写,即滑膜炎(synovitis)、痤疮(acne)、脓疱病(pustulosis)、骨肥厚(hyperostosis)和骨髓炎(osteomyelitis),SAPHO 综合征可出现骶髂关节炎,需注意鉴别。目前,全球报道的 SAPHO 综合征病例数不足 300 例,80% 以上的病例集中在欧洲,其余在北美、日本和澳大利亚等国家和地区。

【病例 2-120】SAPHO 综合征患者,男,14 岁。以发热、面部皮疹及关节疼痛为主要临床表现,图 2-120 为面部皮疹聚合性痤疮(A),全身骨扫描(B)示双侧胸锁关节(白箭头处)、右侧骶髂关节髂骨面、右侧锁骨远端关节、左侧第 2、5 前肋、右侧第 2～5 前肋关节处骨质密度不均匀,局部密度减低,局部软组织稍肿胀,代谢增高(红箭头处)。

SAPHO 综合征患病率很低,不足 1/10 000。骨核素扫描对检测骨病变非常敏感,牛头征示踪剂在胸肋锁区蓄积呈牛角状的外形,可特异性地提示胸肋锁区骨代谢活动增加,该征的出现有助于早期诊断。聚合性痤疮也是本病的特征性皮肤病变。本病需与 AS 鉴别,本病除了上述表现外,亦可出现骶髂关节炎,但常表现为单侧骶髂关节炎,且 HLA-B27 多阴性。

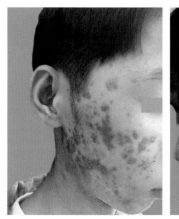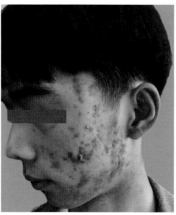

（A）聚合性痤疮

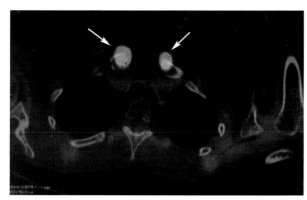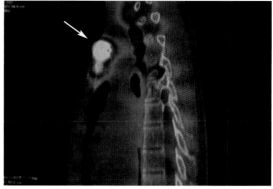

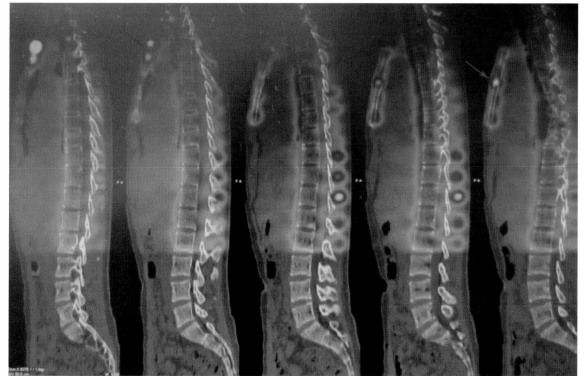

（B）全身骨扫描

图 2‐120 SAPHO综合征临床表现及全身骨扫描（一）

图片提供者：周颖燕（广东省中医院风湿科）

【病例 2 - 121】SAPHO 综合征患者,男,19 岁。图 2 - 121 为面部皮疹(A),全身骨扫描(B)示右肩胛骨、胸骨、双侧第 1、2 前肋、左侧骶髂关节代谢异常活跃,呈"牛头征"(箭头处)。实验室检查示患者 HLA - B27 阳性,ESR、CRP 升高。

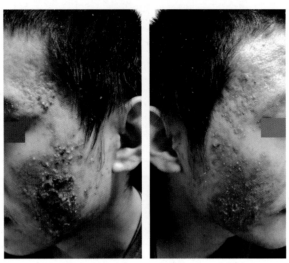

(A) 面部皮疹

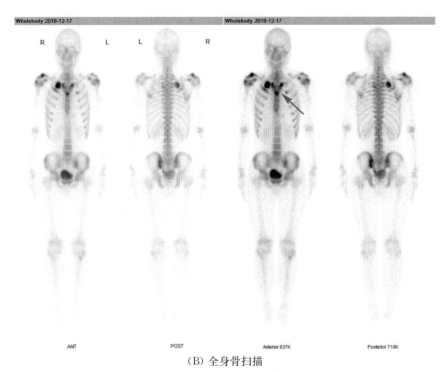

(B) 全身骨扫描

图 2 - 121   SAPHO 综合征临床表现及全身骨扫描(二)

图片提供者: 贺汝燕(徐州市中心医院风湿科)

【病例 2 - 122】SAPHO 综合征患者,男,38 岁。图 2 - 122 为全身骨扫描示明显"牛头征"(A),CT 示胸骨破坏(B,箭头处)、骶髂关节面融合(C,箭头处)和耻骨联合关节面毛糙(D,箭头处),以及足脓疱疹治疗前(E)和治疗后(F)对比。

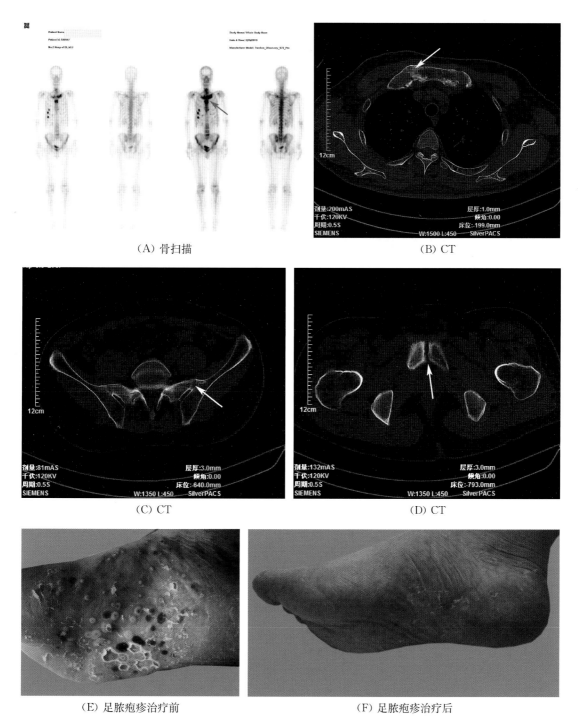

（A）骨扫描   （B）CT

（C）CT   （D）CT

（E）足脓疱疹治疗前   （F）足脓疱疹治疗后

图 2 - 122　SAPHO 综合征临床及影像学表现

图片提供者：田艺、孔晓丹（大连医科大学附属第二医院风湿免疫科）

　　进行性假性类风湿发育不良症（progressive pseudorheumatoid dysplasia，PPD）（图 2 - 123）是一种少见的常染色体隐性遗传病，又名晚发型脊柱骨骺发育不良伴进行性关节病或幼年进行性假性类风湿关节炎，发病通常在 2～8 岁，男女患病率无明显差异，多以双手小关节和下肢关节起病。病程中最常受累的外周关节依次是手小关节、髋、肘、膝、腕、肩、踝、足。脊柱受累为本病的另一突出表现，有的患者可以出现脊柱前、后凸及侧弯畸形，常被误认为是 AS。本病缺乏特异性治疗，多进行对症治疗。

【病例 2-123】PPD 患者,男,47 岁。图 2-122 为侧面可见胸腰段脊柱畸形明显(A),类似晚期 AS 脊柱受累表现。脊柱侧位 X 线片(B)示脊柱轻度侧弯畸形,前后径及横径加宽,椎体终板不规则,椎体前部上下缘凹陷,中后部凸出,呈梯形样改变(箭头处)。HLA-B27 阴性,ESR、CRP 轻度升高,骶髂关节 X 线未见明显病变,脊柱 X 线片也未见 AS 特征的骨桥形成。本例患者类似 AS 胸腰段脊柱畸形表现,需注意鉴别。

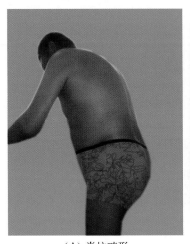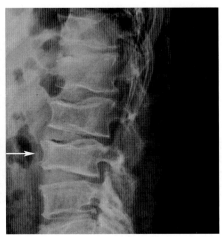

(A) 脊柱畸形   (B) 脊柱侧位 X 线片

图 2-123 进行性假性类风湿发育不良症临床及影像学表现

图片提供者:徐胜前(安徽医科大学第一附属医院风湿免疫科)

八、评估和预后

(一)评估

国际脊柱关节病评价组(ASAS)成立于 1995 年,由各国著名专家组成,旨在筛选、提出和验证各个评估标准中的条款,ASAS 制定了一套实用的 AS 评价方法,包括主观症状的评价、客观体征的测量方法、反映急性炎症及其变化的疾病活动度、反映疾病影响患者日常活动的功能指数、反映结构破坏的影像学评价等。

其中,巴氏 AS 疾病活动指数(Bath AS disease activity index,BASDAI)、AS 疾病活动指数(AS disease activity score,ASDAS)和巴氏 AS 功能指数(Bath AS functional index,BASFI)应用比较广泛。

BASDAI 评分通过对患者疲乏程度和脊柱痛、关节痛、肌腱端炎、脊柱炎的状况这五项评估来判断病情活动指数,每项均采用 0~10 分的视觉模拟量表(visual analogue scale,VAS),由患者来进行自我评估。每一项分值里,0 分表示病情不活动,10 分表示病情重度活动。总体评分取各项均值,总分≥4 分时,被认为是病情活动。重复评估时,如果 BASDAI 分值下降 2 分及以上,则认为是病情有改善。

ASDAS 评分通过患者采用 0~10 分的视觉模拟量表,对脊柱痛、外周关节痛、晨僵持续时间和总体疾病活动程度进行自我评估,结合 ESR 或 CRP 的检查结果,得出 ASDAS 分值,来判断疾病活动度。

初次评估时,按照以下标准判断疾病活动程度:不活动(分值<1.3)、中度活动(<2.1)、高度

活动(≥2.1)或重度活动(≥3.5)。重复评估时,如果 ASDAS 评分下降≥1.1,提示病情有改善;当评分下降≥2.0 时,则提示病情显著改善。反之,如果患者重复评估的 ASDAS 分值上升≥0.9,则表明病情加重。与 BASDAI 相比,ASDAS 与外周血中反映炎症程度的生物学 CRP 或 ESR 的相关性更强。因此,ASDAS 被认为可能是脊柱关节炎患者更好的炎症活动度衡量指标。

BASFI 评分也采用 VAS,患者对 10 个问题根据过去 1 周的情况进行自我评价。在临床试验中,BASFI 可在短期内发生明显的变化。因此,BASFI 是用来评价药物治疗对患者功能改善程度的敏感指标。

这些评价指标不仅广泛应用于临床医疗实践,而且也适用于药物的临床试验,AS 患者可以学习利用这些指标自我评价病情和疗效,更好地配合医生管理病情。

(二) 预后

AS 病程多样,以自发缓解和加重为其特征,但通常为良性过程。大部分患者功能状态和工作能力都很好,甚至病情持续发展的患者也是如此。

国内研究发现,髋关节受累是 AS 预后不良的标志,疾病的前 5 年如果没有发生髋关节受累,今后再发生风险不高。挪威一项研究发现,AS 患者平均在患病 15.6 年后需停止工作,尤其见于女性、教育程度低、有急性前色素膜炎、竹节样脊柱和有合并症患者;AS 患者大部分功能丧失发生在病初 10 年内,并且与外周关节炎、脊柱 X 线改变及脊柱竹节样变的进展密切相关。尽管对 AS 患者来说预测预后有一定困难,但那些骶髂关节受累、颈椎完全强直且脊柱后凸的患者更易出现残疾,严重者可施全髋置换术以改善残疾。

九、疾病管理改善预后

智能疾病管理系统(smart system of disease management,SSDM)是基于移动互联的疾病管理工具,包括医生端"风湿专家"和患者端"风湿中心"(图 2 - 124),每位医生都有一个专属的二维码。

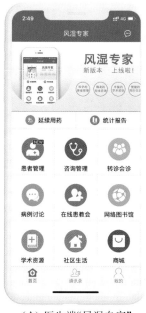

(A) 医生端"风湿专家"　　　(B) 患者端"风湿中心"

图 2 - 124　SSDM 首页

患者前往医院就诊时,通过扫描医生的二维码进行软件下载,同时实现数据授权,并在医生或护士的指导下,学会使用SSDM进行ASDAS评估(图2-125),结果会同步到主诊医生的"风湿专家"端。离开医院后,患者被要求每个月重复评估一次,按照每间隔28～35天评估一次作为有效重复评估的标准。主诊医生可依据患者的病情变化数据实施线上及线下的指导和干预。

一项基于SSDM的多中心队列研究,评估了真实世界中使用SSDM进行ASDAS评估AS患者的T2T实现模型及相关影响因素。ASDAS得分<1.3时被认为是疾病不活动,实现了达标治疗(treat to target,T2T)状态。

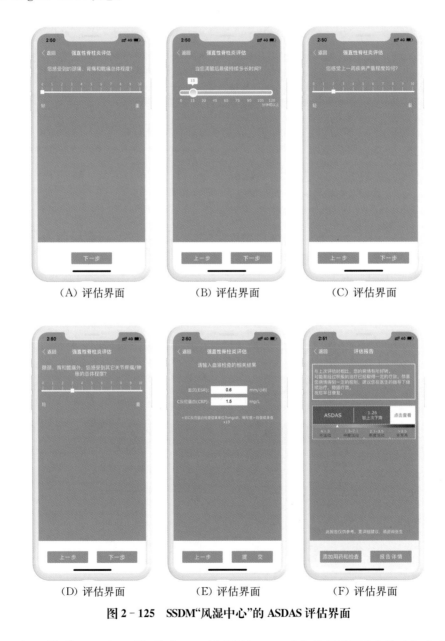

(A) 评估界面	(B) 评估界面	(C) 评估界面
(D) 评估界面	(E) 评估界面	(F) 评估界面

图2-125　SSDM"风湿中心"的ASDAS评估界面

从2015年1月到2019年3月,共有710例(男性65.35%)使用SSDM的AS患者随访时间超过6个月,平均年龄34.42±7.85(12～81)岁,中位病程33.77(6～375)月。基线时,T2T的实现率为28.17%(200/710),6个月时显著提高到40.70%(289/710),$P<0.05$。分层分析显示,在基线时实现T2T的患者中,6个月时有65.50%(131/200)持续达标,34.50%(69/200)的患者病情复发,末次ASDAS≥1.3;在基线时未实现T2T的患者中,6个月时有30.98%(158/510)实现达标。

对评估次数的分析发现,在 6 个月的随访周期内,重复评估次数大于 3 次的患者的 T2T 改善率(20.47%)显著优于重复评估次数在 3 次以内患者的改善率(7.33%),$x^2 = 14.245\ 24$,$P < 0.001$(表 2 - 1)。

表 2 - 1　随访 6 个月以上 AS 患者的评估次数与 T2T 改善率

评估次数	人数	基线(T2T%)	末次(T2T%)	改善率(%)
≤3	413	28.36	35.69	7.33
>3	297	29.66	50.13	20.47

回归分析发现,重复评估的次数与达标治疗的实现率呈显著线性正相关,相关系数 $r = 0.90$,回归公式为"$y = 0.0363x + 0.3179$"(图 2 - 126),即每有效重复评估一次,T2T 实现率提高 3.63%。

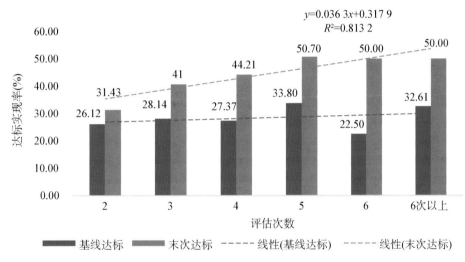

图 2 - 126　随访 6 个月以上 AS 患者的基线及末次达标率与评估次数的相关性

因此,通过赋能患者,SSDM 可以有效帮助 AS 患者进行疾病自我评估,6 个月的 ASDAS<1.3 实现率显著提高,坚持重复评估的次数越多,越有助于更好地实现 T2T。

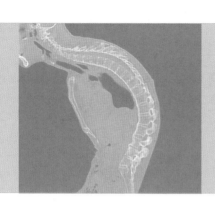

第三章 银屑病关节炎

银屑病关节炎(psoriatic arthritis，PsA)是一种与银屑病(曾称牛皮癣)相关的炎性关节炎。起初 PsA 被认为是类风湿关节炎(rheumatoid arthritis，RA)的一种特殊类型,直到后来发现绝大多数 PsA 患者血中检测不到类风湿因子后才把该病从 RA 中独立区分出来。该病由 Alibert 于 1818 年首次描述,因其独特的流行病学、临床、实验室及影像学特征于 1964 年由美国风湿病协会(American College of Rheumatology，ACR)正式命名为一种独立的疾病。

银屑病不仅引起皮肤损害,还可累及脊柱和外周关节,表现为关节肿胀、疼痛、活动受限,晚期出现畸形,并严重影响患者身心健康。既往认为 PsA 患者病程多呈良性,进展较缓慢,但越来越多的证据表明,PsA 是一种致残性疾病,延误诊断或不规范治疗可导致患者出现不同程度的关节变形和功能残疾。

一、流行病学

PsA 可发生于任何年龄,但多在 30~50 岁发病。男女患病率无显著差异。一般人群中 PsA 在不同地区的差异较大,其中日本最低,仅为 0.001%;意大利最高,为 0.42%。而在银屑病患者中 PsA 的患病率为 6%~40%,亚洲地区 PsA 患病率较低,为 1%~9%,中国银屑病患者中 PsA 患病率也较低,为 5.8%~7.1%,不同种族 PsA 患病率可能与 HLA 表型不同及其他遗传因素相关。PsA 具有家族遗传性,父亲遗传给子代的概率高于母亲。

二、发病机制及病理

(一)发病机制

PsA 发病机制尚不清楚,遗传学机制、免疫学机制和其他机制在炎症发展过程中起重要作用。

1. 遗传学机制　全基因组筛选证实银屑病与染色体 17q、4q 和 6p 位点连锁,其中与染色体 6p 位点连锁证据最强。人口研究显示银屑病与 HLA 抗原 B13、B16、B17、B27、B37、B38、Cw6、DR4 和 DR7 相关。PsA 有家族聚集性,是一种在一级亲属中发病风险高的多基因遗传病,同卵双生子研究也证实了该病的遗传易感性,同卵双生子有较高的一致率。等位基因 *HLA-B27*、*HLA-B38*、*HLA-B39* 与 PsA 发生风险相关。全基因组关联研究已识别出 PsA 相关的非 HLA 基因,包括 *IL-12B*、*IL-23B*、*TRAF3IP2*、*FVXL19*、*TNIP1* 和 *REL* 基因等。另外,PsA 是一种临床异质性疾病,很可能有许多低、中强度的不同基因在易感性中发挥作用。

2. 免疫学机制　PsA 皮肤和关节损害的病理过程是一种炎症反应,其炎症本质是滑膜衬里细胞的增殖和单核细胞浸润。与 RA 滑膜相比,PsA 的滑膜衬里细胞增生少,巨噬细胞少、血管多。PsA 细胞因子谱表明 T 细胞和单核巨噬细胞间存在复杂的相互作用,其中 Th1 细胞因子如 TNF - α、IL - 1β 及 IL - 10 等呈高表达。

研究表明,患者外周血中 CD4$^+$T 细胞数量和百分比明显降低,皮肤和滑膜中发现有枯否细胞(Kupffer cell)。PsA 患者皮肤和滑膜中枯否细胞呈递未知抗原给 CD4$^+$细胞,激活 T 细胞。皮肤和滑膜的成纤维细胞增殖增强,IL - 1、IL - 6 和生长因子的分泌增加。T 细胞和单核细胞分泌的致炎因子可诱导皮肤和滑膜的纤维母细胞增殖。

动物试验研究显示,固有免疫和适应性免疫均参与 PsA 的发病。大量研究显示 Th17 细胞在银屑病皮损和 PsA 发病机制中起重要作用。树突状细胞(dendritic cell, DC)、单核细胞和 T 细胞可产生 IL - 1β、IL - 2、IL - 10、IFNγ、TNF - α、IL - 17 和 IL - 22 等细胞因子,在病理机制中起重要作用。除 Th17 细胞外,CD8$^+$T 细胞以及自然杀伤细胞(NK)、自然杀伤 T 细胞(NKT)、固有淋巴样细胞、中性粒细胞等固有免疫系统细胞也能产生 IL - 17。

近年来,一系列研究表明,TNF - α 在 PsA 的滑膜炎、附着点炎、骨破坏中发挥重要作用。另外,IL - 23/Th17 轴在皮疹和关节炎的炎症和细胞增殖过程中也发挥主导作用。IL - 23 诱导 Th17 细胞产生 IL - 17 和 IL - 22,这 3 种细胞因子共同作用可导致银屑病斑块形成,关节腔内血管翳形成,关节骨侵蚀和新骨形成。

3. 其他机制

(1)感染。一些病毒或细菌感染与银屑病或 PsA 的发生或加重可能相关。研究显示,链球菌感染与点滴型银屑病的发生有关。其他细菌包括葡萄球菌、耶尔森鼠疫杆菌、幽门螺杆菌等。另外,研究显示银屑病和 PsA 与人类免疫缺陷病毒感染有关。尽管感染人类免疫缺陷病毒患者的银屑病发生风险与一般人群相似,但被人类免疫缺陷病毒感染的患者常出现严重的红皮病型银屑病,而且银屑病患者感染人类免疫缺陷病毒后皮肤病加重。

(2)创伤。Koebner 现象在 1872 年由 Heinrich Koebner 首次描述。是一种皮肤创伤后银屑病加重的现象,患者原本正常的皮肤在经历了创伤后出现局部新发皮损。银屑病患者在出现身体创伤后可能诱发 PsA,有的患者发生肢端骨溶解。研究显示在 138 例 PsA 患者中有 9% 在关节炎发作前曾经历急性疾病或创伤,包括外伤、手术、急性冠脉综合征、流产及血栓性静脉炎等。

(二)病理学

1. 组织病理学　PsA 滑膜炎的病理特征为血管增多、滑膜组织增生以及大量炎症细胞浸润,血管生成是 PsA 突出的早期病理变化。借助关节镜,肉眼下 PsA 滑膜炎以迂曲的血管形成和充血性绒毛为特点,存在轻度纤维素样沉积。

银屑病的典型皮肤损害为红斑、丘疹、斑块及上覆盖银白色鳞屑,组织学表现为表皮角质形成、细胞增殖分化异常。正常表皮基底层细胞到角质层的成熟期为 28 天,银屑病患者只需 5 天,表皮细胞生长周期缩短,表皮角质形成细胞数目显著增加。

银屑病斑块组织学改变为表皮过度增生、分化异常;表皮角质形成细胞产生脂质减少,导致角质层黏附性差,形成丰富的银白色鳞屑。银屑病表皮角质形成细胞终末分化异常,角蛋白 1、10 在银屑病皮损表达降低,角蛋白 6、16 常表达于增殖周期加快的细胞,在银屑病斑块及其周围表皮表达增加。真皮乳头、真皮浅层血管增生、扩张,导致银屑病斑块的红色外观,应用激光多普勒流速计测定斑块内血流速度是正常皮肤的 4 倍。另外,在血管周围存在较密集的 T 细胞、树突状细胞和中心粒细胞浸润。

皮肤损害(图 3-1)可见表皮过度增生,伴不完全终末分化。角质层可见明显的表皮角质形成细胞角化不全灶,中性粒细胞聚集,颗粒层减少或缺失。棘层肥厚伴灶状角化不全,浅表真皮乳头可见淋巴细胞浸润。

【病例 3-1】PsA 患者,女,67 岁。图 3-1(A)示小的角化不全灶(箭头处),(B)示角化不全灶中可见中性粒细胞聚集(箭头处),(C)示棘层肥厚伴灶状角化不全,表皮突较一致性延长呈棒槌状(箭头处),浅表真皮乳头可见淋巴细胞浸润,(D)示基底层可见核分裂象(箭头处)。

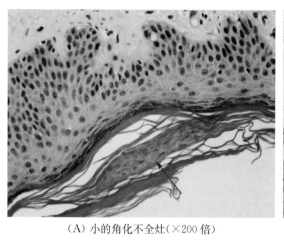
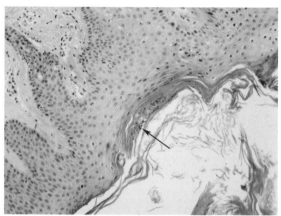

(A) 小的角化不全灶(×200 倍)　　　　　(B) 中性粒细胞聚集(×100 倍)

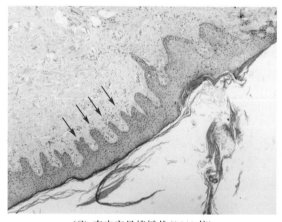
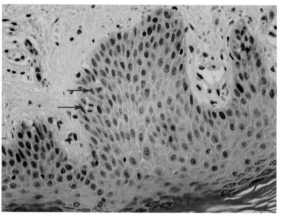

(C) 表皮突呈棒槌状(×40 倍)　　　　　(D) 核分裂(×200 倍)

图 3-1　PsA 病理学表现

图片提供者:张舸(北京市海淀医院风湿免疫科)、梁乐(北京市海淀医院病理科)

附着点炎即肌腱端炎,是 AS、PsA 等脊柱关节炎的基本病理改变。在这组疾病的发病机制中处于核心地位,这一点与 RA 的发病机制有很大区别。在发生附着点炎的部位,邻近的骨髓组织内也出现水肿及淋巴细胞、浆细胞浸润、造血细胞减少及局部出现骨质破坏,骨侵蚀处反应性新骨形成。

PsA 有多种骨质受累表现,包括骨侵蚀、指/趾端骨吸收、骨膜炎、关节僵直及指端骨质溶解。新骨形成是 PsA 的特征性骨改变。X 线片可见关节周围明显的骨质增生和骨质破坏。

2. 免疫病理学　免疫病理学主要参与的细胞包括淋巴细胞、树突状细胞、肥大细胞、中性粒细胞、巨噬细胞和破骨细胞。T 淋巴细胞是 PsA 中最常见的浸润细胞群,皮肤真皮乳头层和关节滑膜的衬里下层中存在淋巴细胞浸润。皮肤和滑膜组织中以 CD4$^+$ T 细胞最常见,而在关节滑液和

第三章　银屑病关节炎

附着点以 CD8+ T 细胞为主。Th17 是一类新的效应 T 淋巴细胞,在 IL-23 刺激后产生 IL-17、TNF-α、IL-2 和 IL-22。IL-23 在银屑病皮损中的表达非常丰富。在银屑病皮损中,表皮和真皮的树突状细胞数量增加。PsA 滑膜组织中含有大量巨噬细胞,包括 CD68+ 和 CD163+ 巨噬细胞。淋巴细胞和成纤维细胞分泌 RANKL、TNF-α 和 IL-17 等具有促进破骨细胞生成作用的细胞因子,促进 PsA 患者中破骨细胞形成,导致骨侵蚀发生。

三、临床表现

PsA 是一种累及关节并具有多种关节外表现的系统性炎性疾病。关节炎的发生常是隐匿的,但也可以急性发作。多数 PsA 患者表现为多关节炎,对称或非对称性分布,所有外周关节均可受累。单纯脊柱关节炎型少见,仅见于 2%～4%患者。

患者可表现为关节和关节周围软组织疼痛、肿胀、压痛、僵硬和运动障碍,部分患者可因骶髂关节炎或脊柱炎出现腰痛和背痛。病程迁延、易复发,晚期可发生关节强直,导致残疾。关于银屑病和 PsA 的关系,目前多数研究认为,约 75%PsA 患者先出现银屑病皮疹,其中多数经 5～10 年后出现关节炎,而约 15%患者先出现关节炎后出现皮疹,另有约 10%患者同时出现。银屑病的皮疹类型或严重程度与是否出现关节炎、关节炎的类型或关节炎的严重程度间无相关性。约 45%的银屑病患者伴指/趾甲病变,而在 PsA 患者中其比例高达 90%,指/趾甲病变是发生 PsA 的高危因素之一。

(一) PsA 的关节表现与分型

PsA 以累及指/趾间关节、掌指关节、跖趾关节等手足小关节为主,也可累及腕关节、踝关节、肘关节及膝关节等四肢大关节也可受累,少数可累及骶髂关节和脊柱关节。关节受累常不对称,远端指间关节最易受累,早期累及手关节较足关节多见。临床上,除有关节疼痛外,还可伴有关节红肿、晨僵等,随后可出现关节强直、关节畸形及不同程度的功能障碍,严重者可引起残疾。

1. 远端指/趾间关节炎型(图 3-2～3-4)　此型约占 5%,为 PsA 的特征性表现,与指/趾甲病有关。病变以累及远端指/趾间关节为主,通常伴随指/趾炎和银屑病指甲病变。该型患者的病程短于其他类型、关节侵蚀程度相对轻。

【病例 3-2】PsA 患者,男,58 岁。图 3-2 为双手小指远端指间关节受累明显(箭头处)。

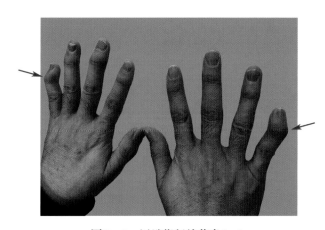

图 3-2　远端指间关节炎(一)
图片提供者:韩淑玲(北京大学首钢医院风湿免疫科)

【**病例 3-3**】PsA 患者,女,52 岁。图 3-3 为患者双手多个远端指间关节肿胀(箭头处)。

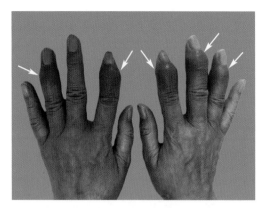

图 3-3 远端指间关节炎(二)
图片提供者:姚海红(北京大学人民医院风湿免疫科)

【**病例 3-4**】PsA 患者,男,31 岁。图 3-4 为患者左手示指、中指,右手示指、小指远端指间关节受累(箭头处)。

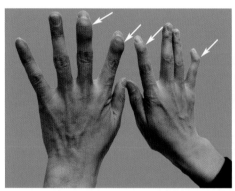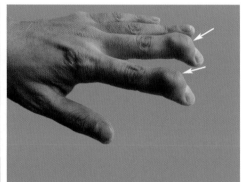

图 3-4 远端指间关节炎(三)
图片提供者:付爽(北京市海淀医院风湿免疫科)

【**病例 3-5**】PsA 患者,女,62 岁。图 3-5 为外观照及影像学图片示双手远端指间关节畸形(A,B,箭头处)、拇指指间关节肿胀。

附:拇指指间关节超声(C～F)示关节上方指伸肌腱增厚,回声欠均匀(C、E,星号处),指伸肌腱周围积液(C,箭头处)及多普勒血流信号(D,绿框处)。

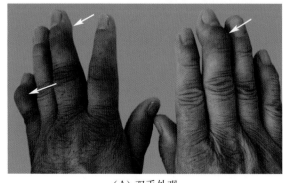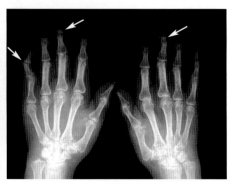

(A) 双手外观　　　　　　　　　　　　(B) 双手 X 线片

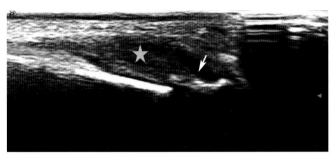

（C）指伸肌腱纵向扫描

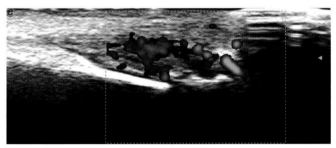

（D）指伸肌腱纵向扫描

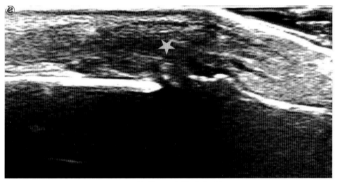

（E）指伸肌腱纵向扫描

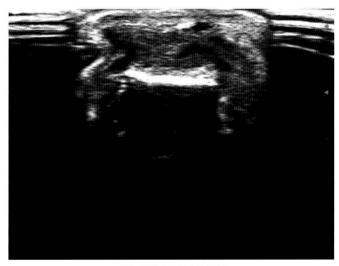

（F）指伸肌腱横向扫描

图 3 - 5 远端指间关节炎（四）

图片提供者：周博（解放军总医院第一医学中心风湿科）

2. 单关节炎或非对称性寡关节炎型 约占70%。此型最具诊断特异性,通常≤4个关节,以手和足的远端或近端指/趾间关节及跖趾关节受累多见(图3-6~3-8)。膝、髋、踝(图3-9)和腕关节亦可受累,一般不对称。起病初期,该型最常见,但随着病程进展,此型患者中部分可演变为多关节炎。

【病例3-6】PsA患者,女,45岁。图3-6为左手示指近端指间关节肿胀(箭头处)。

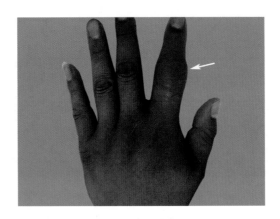

图3-6 单关节炎(一)

图片提供者:史丽璞(河南省人民医院风湿免疫科)、郇稳(郑州人民医院风湿免疫科)

【病例3-7】PsA患者,男,22岁。图3-7为右手示指近端指间关节明显肿胀(A,箭头处),伴色素沉着;X线片(B)示右手示指近端指间关节远端略膨大,骨皮质形态不规则,边缘毛糙不连续,关节间隙狭窄,周围软组织肿胀。

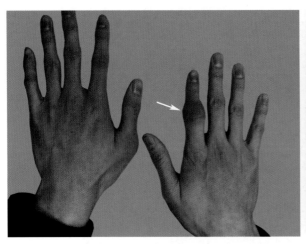
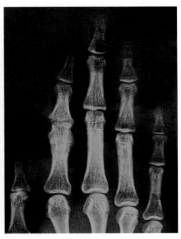

(A) 双手外观   (B) X线片

图3-7 单关节炎(二)

图片提供者:任立敏(北京大学人民医院风湿免疫科)

【病例3-8】PsA患者,女,37岁。图3-8为右手环指近端指间关节肿胀(A,箭头处)。超声检查示右手PIP4滑膜炎、伸肌腱腱周炎(B,箭头处);右手MCP2滑膜炎、伸肌腱腱周炎,屈肌腱腱鞘炎(C,箭头处)。

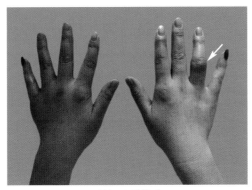

(A) 双手外观

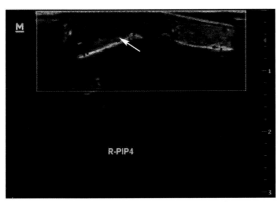

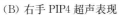

(B) 右手PIP4超声表现

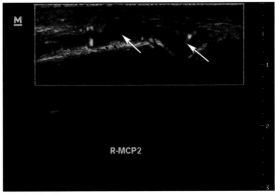

(C) 右手MCP2超声表现

图3-8 单关节炎(三)

图片提供者:王晓梅(天津医科大学总医院风湿免疫科)

【病例3-9】PsA患者,男,40岁。图3-9为左手示指及右手中指近端指间关节肿胀(箭头处)。

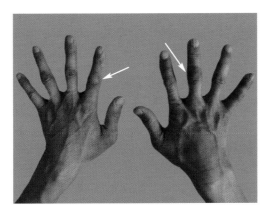

图3-9 非对称性寡关节炎

图片提供者:卜丽亚(东莞康华医院风湿免疫科)

3. 多关节炎型　此型约占 15%,受侵犯的关节数目多(通常>4 个),多呈对称分布,也可呈不对称分布,主要表现为双手近端指间关节以及掌指关节受累(图 3-10、3-11)。部分患者可出现腕关节受累,以及踝关节、肘关节等大关节受累。该型与 RA 表现极为相似,甚至难以区别。远端指间关节的受累以伴随的腊肠指/趾改变有助于与 RA 区分。如果患者有银屑病皮疹、关节表现与 RA 一致且类风湿因子或抗 CCP 抗体高滴度阳性,在无其他 PsA 特征性改变的情况下,则应考虑为银屑病和 RA 合并存在。

【病例 3-10】PsA 患者,女,36 岁。图 3-10 为双手多关节炎,以近端指间关节为主(箭头处)。

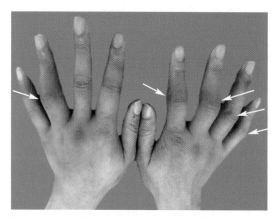

图 3-10　多关节炎(一)
图片提供者: 曲环汝(上海中医药大学附属龙华医院风湿科)

【病例 3-11】PsA 患者,女,58 岁。图 3-11 为双手多关节炎,多处近端指间关节受累(箭头处)。

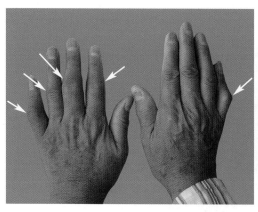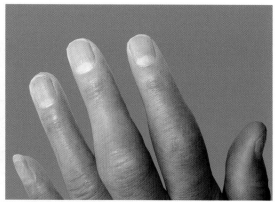

图 3-11　多关节炎(二)
图片提供者: 任立敏(北京大学人民医院风湿免疫科)

4. 脊柱关节炎型　此型单独存在者相对少见,临床特点可与 AS 相似。患者症状可不典型,危险因素包括 HLA-B27 阳性以及严重的外周关节炎。该型男性患者约为女性的 3～5 倍,以脊柱关节炎(图 3-12)和骶髂关节病变为主。骶髂关节受累见于 20%～40%PsA 患者,骶髂关节受累常不对称(图 3-13),这一点有别于 AS。疾病进展可出现骶髂关节间隙狭窄甚至融合,MRI 检查可提示骶髂关节面模糊毛糙、骶髂关节糜烂、硬化、骨髓水肿和脂肪沉积等病变。

　　脊柱炎进展可见韧带骨化、韧带骨赘形成,严重者可引起脊柱融合,韧带骨赘可发生在无骶髂关节炎者,并可累及脊柱的任何部分,通常不发生在边缘,而是在椎体的前面和侧面。颈椎易受累是该型特征,有时甚至是脊柱唯一受累的部分。

　　【病例 3－12】PsA 患者。图 3－12 为脊柱僵直外观。

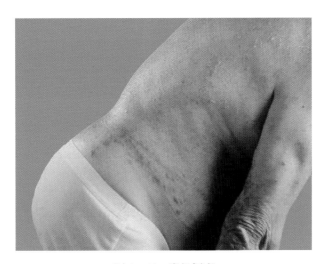

图 3－12　脊柱僵直

图片来源:The New England Journal of Medicine,2017,376:957－970.

　　【病例 3－13】PsA 患者和 AS 患者。图 3－13 示与 AS 患者(B)相比,PsA 患者 X 线片(A)脊柱受累常为单侧,且椎体受累不对称、不连续(箭头处)。

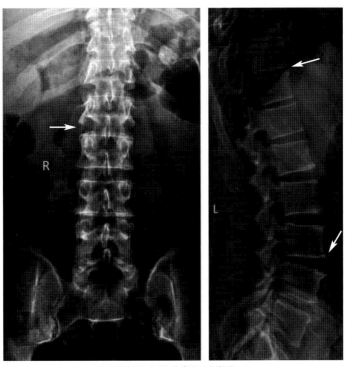

(A) PsA 患者脊柱 X 线片

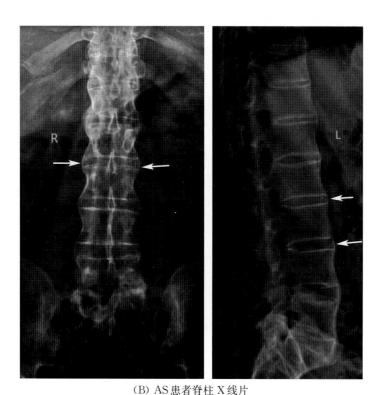

（B）AS患者脊柱X线片

图 3-13 PsA 和 AS 患者 X 线片对比

图片来源：Clinical and Experimental Rheumatology，2015，33：S31-S35.

5. 残毁性关节炎　此型是 PsA 的最严重类型，受侵犯的骨质多为指、趾骨严重畸形（图 3-14），可发展为严重的骨溶解，出现受累指缩短（图 3-15）、望远镜指（图 3-16），也可见足趾缩短（图 3-17）等畸形，病变关节亦可发生僵直。

【病例 3-14】 PsA 患者，女，50 岁。图 3-14 为双手银屑病皮损及手关节严重畸形，可见多个远端指间关节、近端指间关节畸形。

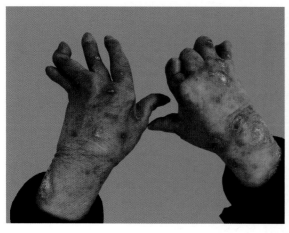
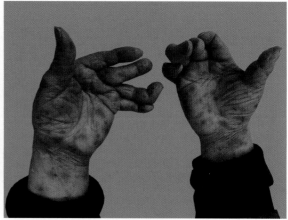

图 3-14 残毁性关节炎（一）

图片提供者：罗双艳（中南大学湘雅附二院皮肤科）

【病例 3－15】PsA 患者,女,67 岁,病程 40 年。图 3－15 为双手手指关节严重畸形,右手中指可见短缩畸形(箭头处)。

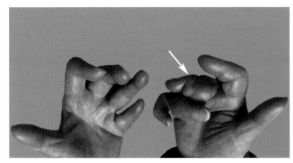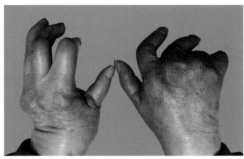

图 3－15　残毁性关节炎(二)

图片提供者：崔莉(北京同仁医院风湿科)

【病例 3－16】PsA 患者,女,58 岁,病程 10 余年。图 3－16 为左手望远镜指畸形(箭头处)。

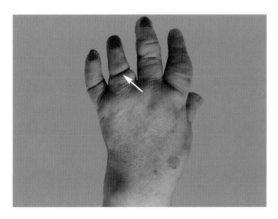

图 3－16　望远镜指畸形

图片提供者：燕鹏、张振春(临沂市人民医院风湿科)

【病例 3－17】PsA 患者,女,50 岁,银屑病病程 10 年。图 3－17 为足趾外观(A)示明显缩短畸形,X 线片示多个足趾关节骨质破坏溶解(B,箭头处)。

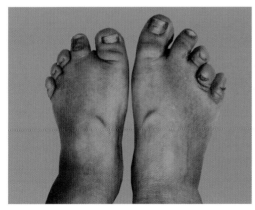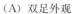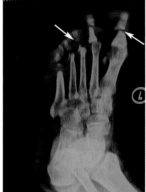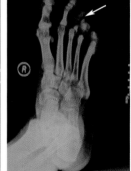

(A) 双足外观　　　　　　　　　(B) 双足 X 线片

图 3－17　足趾缩短畸形

图片提供者：李红(郑州大学第一附属医院风湿免疫科)

　　另外,PsA患者还可见其他关节畸形,如拇指关节过伸畸形(图3-18)、天鹅颈样畸形(图3-19)以及纽扣花畸形(图3-20)。

　　【病例3-18】PsA患者,男,53岁。图3-18为左手拇指指间关节过度背伸,示指、中指、小指远端指间关节轻度骨性膨大。

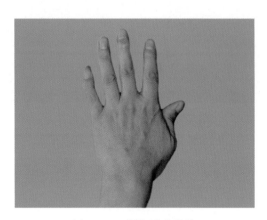

图3-18　拇指过度背伸

图片提供者:王儒鹏、周源[陆军军医大学第二附属医院(新桥医院)皮肤风湿免疫科]

　　【病例3-19】PsA患者,男,55岁。图3-19为左手天鹅颈样畸形。该患者出现躯干四肢皮疹伴有脱屑、关节痛15年,关节畸形8年。

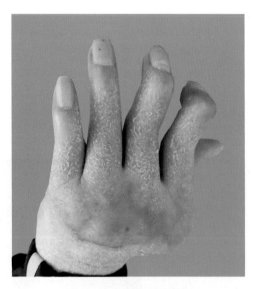

图3-19　天鹅颈样畸形

图片提供者:胡学军(广东省肇庆市第一人民医院风湿免疫科)

【病例3-20】PsA患者，女，45岁。图3-20为双手部分掌指关节尺侧偏斜，右手环指可见纽扣花畸形(A，箭头处)，银屑病指甲(甲板增厚、甲床分离)和右手背少许银屑病皮疹。X线片可见双腕关节及所有手指关节均有明显破坏、关节正常结构消失，部分呈脱位表现(B，箭头处)。

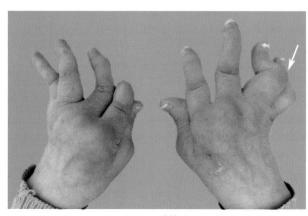
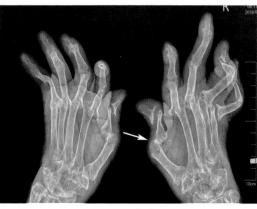

（A）双手外观　　　　　　　　　　　（B）X线片

图3-20　纽扣花畸形

图片提供者：戴冰冰(大连市中心医院风湿免疫科)

1973年，Moll和Wright将PsA分为上述5种临床类型。上述分型标准并未包括外周附着点炎、指/趾炎、类风湿因子阳性PsA及无银屑病皮损的PsA等患者，但这些情况在PsA并不少见。

附着点炎即关节囊、肌腱或韧带附着于骨质部位的炎症，是脊柱关节炎共有的特征，PsA也不例外，约40%PsA患者出现附着点炎，约4%为首发表现，最常见表现为足底筋膜炎、跟腱附着点炎(图3-21、3-22)、骨盆附着韧带附着点炎，髌骨下方附着点炎、肱骨外上髁或内上髁炎。患者可出现局部疼痛、压痛，有时可见肿胀。MRI示肌腱、韧带和关节囊附着于骨端处的炎症，可同时伴有骨髓水肿。在发生附着点炎的部位远期可并发骨赘。

【病例3-21】PsA患者，男，40岁。图3-21为足部跟腱附着点炎(箭头处)，跟腱处肿胀。

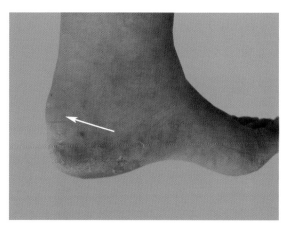
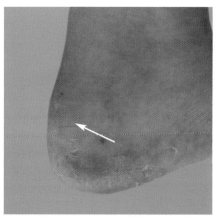

图3-21　足跟腱附着点炎(一)

图片提供者：师天燕(北京朝阳医院风湿免疫科)

【病例 3-22】 PsA 患者。图 3-22 为右足跟腱附着点炎(箭头处),表现为右足跟腱处肿胀。

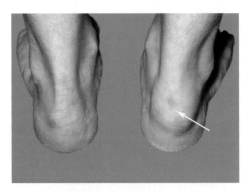

图 3-22　足跟腱附着点炎(二)
图片来源：Rheumatology，2015，9：992.

　　指/趾炎,又称腊肠指/趾,是脊柱关节炎的共同临床特征,在 PsA 中尤为突出。病理基础是腱鞘炎或滑膜炎,表现为一个或多个手指(图 3-23、3-24)、足趾(图 3-24、3-25)的弥漫性肿胀,足趾受累比手指更常见,通常不对称。研究显示约 25％PsA 患者以指/趾炎为首发症状,约 50％PsA 患者在病程中出现指/趾炎,并且有指/趾炎病史的患者更易出现侵蚀性关节损害。

【病例 3-23】 PsA 患者,男,40 岁。图 3-23 为患者左手示指腊肠指(箭头处)表现。

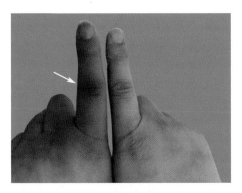

图 3-23　腊肠指
图片提供者：师天燕(北京朝阳医院风湿免疫科)

【病例 3-24】 PsA 患者,女。图 3-24 为患者左手中指腊肠指(A,箭头处),右足第 3、4 趾腊肠趾(B,箭头处)。

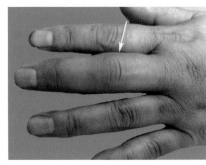 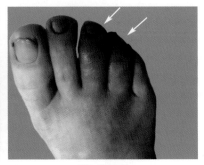

(A) 腊肠指　　　　　　　　　　　(B) 腊肠趾
图 3-24　腊肠指/趾
图片提供者：曲环汝(上海中医药大学附属龙华医院风湿科)

【病例 3-25】PsA 患者，女，48 岁。图 3-25 为典型腊肠趾，患者右足第 2 趾呈腊肠趾样（箭头处）改变。

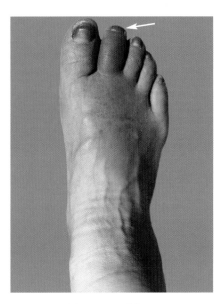

图 3-25　腊肠趾

图片提供者：姚海红（北京大学人民医院风湿免疫科）

PsA 还有其他临床分型。例如，Helliwell 等对 Moll 和 Wright 分类标准再次评估，并提议将 PsA 分为 3 种类型：外周关节炎、脊柱炎以及骨外表现。Veale 等提议另一种分类方式，将 PsA 简单分为 3 型：不对称性少关节炎、对称性多关节炎及脊柱关节炎。Gladman 等提议将 PsA 分为 7 类：远端关节型、少关节炎型、多关节炎型、脊柱型、脊柱型伴远端关节炎型、脊柱伴少关节炎型和脊柱伴多关节炎型。

（二）PsA 的关节外表现

1. 皮肤损害

（1）斑块型银屑病。斑块型银屑病是寻常型银屑病的常见形式。临床上 80％以上的 PsA 患者皮肤表现为斑块型，典型皮肤损害为局限在躯干、四肢伸侧的红色、圆形或椭圆形斑块，表面覆盖银白色鳞屑。皮损常对称分布于头皮、躯干四肢（图 3-26～3-28）、臀部、甲板等部位，跖、面部受累相对少见。表面银白色鳞屑逐渐增厚，刮除表面鳞屑，可见其下一层浅红半透明薄膜（图 3-29），再进行搔刮，可见点状出血现象，为本型的特征。该特征对银屑病具有诊断意义。

斑块型银屑病患者常冬重夏轻，分为进展期、静止期及消退期。初起时可急性发病，皮损为红色鳞屑性丘疹，以后逐渐扩大或融合成斑块，边界清楚，浸润明显。静止期皮损常干燥、脱屑明显，进展期皮损炎症明显，有渗出，患者可伴关节症状。皮损消退后可留色素减退斑或色素沉着。临床上，又根据皮损的形态分为点滴状银屑病、钱币状银屑病、地图状银屑病、环状银屑病及形如脑回的回状银屑病等。

【病例3-26】PsA患者,男,42岁。图3-26为患者双手背、双下肢见边界清楚的红色斑块,上附着较厚的白色鳞屑,躯干、双上肢近端出现类似皮疹,鳞屑较薄。

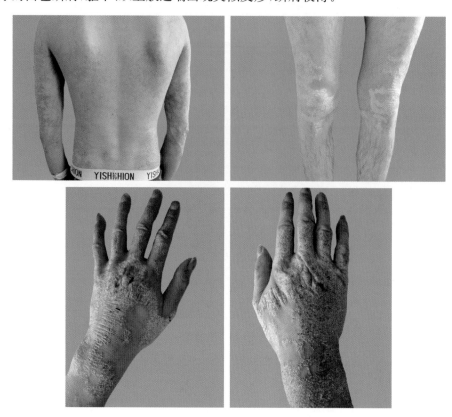

图3-26 全身皮肤损害(一)

图片提供者:陈向红(广东省中医院风湿科)

【病例3-27】PsA患者,男,30岁,银屑病病史6年。图3-27为患者躯干、双下肢的鳞屑性斑块,边界清楚,部分皮疹中央消退。

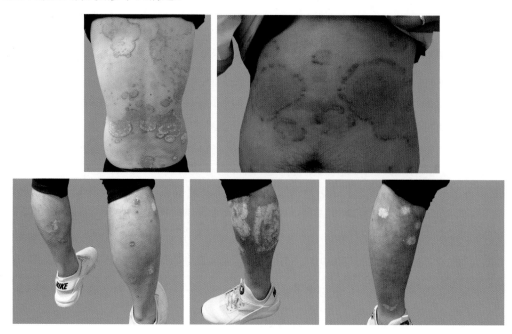

图3-27 全身皮肤损害(二)

图片提供者:赵绵松(北京世纪坛医院风湿免疫科)

【病例3-28】PsA 患者，男，21岁。图3-28为皮疹表现，可见四肢大小不等的红色斑块，边界清楚，斑块边缘鳞屑较显著，斑块周围可见小脓疱，右手中指甲板破坏变形。

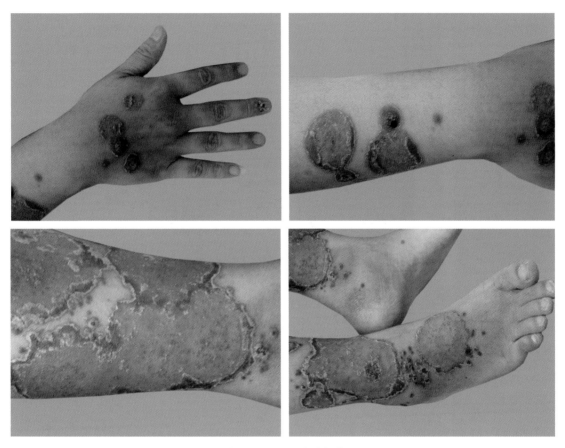

图3-28 四肢皮肤损害

图片提供者：邓长财（天津第四中心医院风湿免疫科）

【病例3-29】PsA 患者，男，40岁，病程10余年。图3-29为双下肢皮疹，表现为暗红色斑块，圆形或不规则形，表面有丰富的银白色鳞屑，去除鳞屑后可见发亮的薄膜及点状出血（箭头处）。

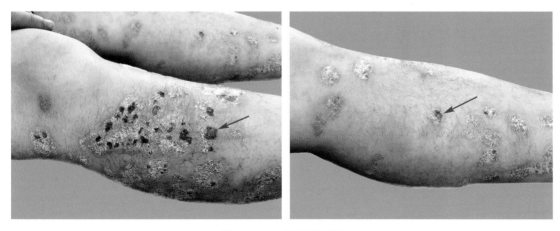

图3-29 下肢皮肤损害

图片提供者：王志华（内蒙古科技大学包头医学院第一附属医院风湿免疫科）

　　皮肤损害还常见隐藏部位的皮损如头皮、耳部(图3-30)、肘部(图3-31)、会阴、臀及脐等处。侵犯头皮时厚的鳞屑使毛发成束状(图3-32),但不引起脱发,鳞屑满布头皮,痂屑增厚如头盔(图3-33)。患者头皮可见红色斑块,表面鳞屑(图3-34),去除后可见发亮薄膜。

　　【病例3-30】PsA患者,女,61岁。图3-30为患者右侧耳后及附近头皮见红色斑块,边界清楚,表面附有较厚的白色鳞屑。

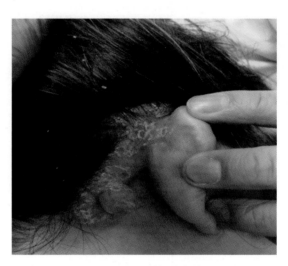

图3-30　耳部皮肤损害

图片提供者:晋小荣(解放军总医院第七医学中心风湿免疫科)

　　【病例3-31】PsA患者,男,40岁。图3-31为肘部鳞屑性斑块。

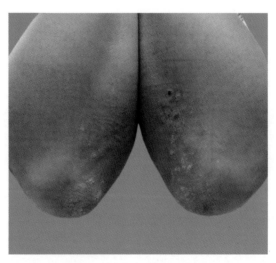

图3-31　肘部皮肤损害

图片提供者:师天燕(北京朝阳医院风湿免疫科)

【**病例3-32**】PsA患者,男,41岁。图3-32为头皮及前额皮肤红斑,表面鳞屑,去除后可见发亮薄膜,可见"束状发"。

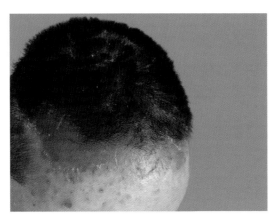

图3-32 头部皮肤损害(一)

图片提供者:吕遐(上海仁济医院风湿免疫科)

【**病例3-33**】PsA患者,男,79岁。图3-33为患者头部皮疹治疗前后对比,治疗前(A)患者额部、头皮见红色斑块,上附银白色鳞屑,头皮鳞屑较厚,经过住院治疗后(B)皮疹大部分消退。

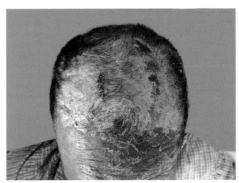 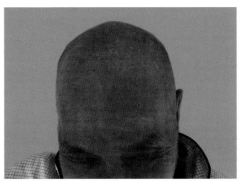

(A) 治疗前   (B) 治疗后

图3-33 头部皮肤损害(二)

图片提供者:巩勋、姜泉(中国中医科学院广安门医院风湿病科)

【**病例3-34**】SLE合并PsA患者,女,37岁。图3-34为患者前额发际见鳞屑性斑块。

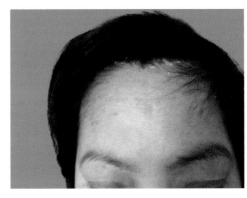 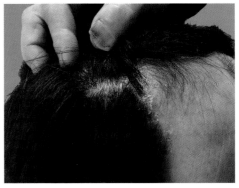

图3-34 头部皮肤损害(三)

图片提供者:陈珊宇(安徽医科大学第一附属医院风湿免疫科)

(2) 点滴型银屑病。点滴型银屑病(图3-35)约占银屑病的2%,通常为急性发病,多发生于儿童、青少年或成人首次发病。也可见于斑块银屑病病情急性加重期。皮损表现为泛发小丘疹,通常为小于1 cm的红色或粉红色丘疹,鳞屑较薄,刮除鳞屑后可见发亮薄膜及点状出血。

【病例3-35】银屑病患者,女,37岁。图3-35为点滴型银屑病皮疹。

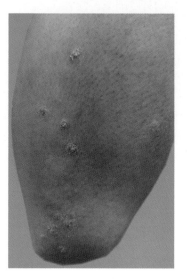

图3-35 点滴型银屑病皮疹

图片提供者:刘志纯(苏州大学附属第二医院风湿免疫科)

(3) 脓疱型银屑病。脓疱型银屑病在临床上多见泛发性脓疱型和局限性脓疱型这两个亚型。泛发性脓疱型银屑病属于重症银屑病,多急性发病,皮损很快遍及全身(图3-36),可伴有高热、全身不适、白细胞计数升高等。如果有全身症状,可威胁生命。损害表现为红斑基础上出现密集的针头至粟粒大小无菌性脓疱,脓疱逐渐变干、结痂、脱屑,但常有周期性复发。严重患者脓疱增大,融合成脓湖。上呼吸道感染、外用药刺激或糖皮质激素都可能诱发本型损害。局限性脓疱型银屑病主要是掌跖脓疱型银屑病,仅局限于手部(图3-37)和足部(图3-38),发生在掌心、鱼际、跖部及足跟侧缘,表现为连续性指/趾末端出现红斑、脱屑及脓疱,常伴明显疼痛及指/趾甲改变,吸收后结褐色痂,可出现指/趾甲受损或缺失。

【病例3-36】急性泛发性脓疱型银屑病患者,男,27岁。图3-36躯干见弥漫性红斑,上有脓湖及小脓疱,双足部见类似皮疹。

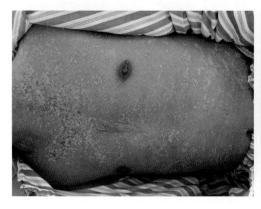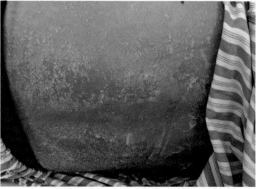

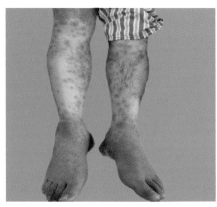
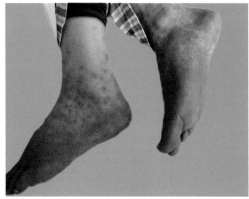

图 3 - 36　脓疱型银屑病(一)

图片提供者：曲环汝(上海中医药大学附属龙华医院风湿科)

【病例 3 - 37】PsA 患者，女，30 岁。图 3 - 37 为治疗前(A)右手背红斑，上有针尖至粟粒大小脓疱，左手环指甲周红斑肿胀，甲板增厚变形。皮疹 2 天内泛发至全身，HLA - B27 阳性，治疗后(B)，皮疹完全消退，关节炎改善，复查 CRP 降至正常。

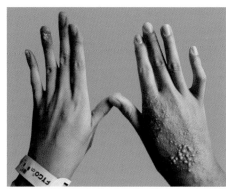
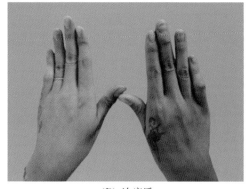

（A）治疗前　　　　　　　　　　　　　　　（B）治疗后

图 3 - 37　脓疱型银屑病(二)

图片提供者：魏博、梁迪、周丽华(厦门大学附属中山医院风湿免疫科)

【病例 3 - 38】PsA 患者，男，41 岁。图 3 - 38 为双足底见大小不等的鳞屑性斑块，可见针尖至粟粒大小的脓疱。

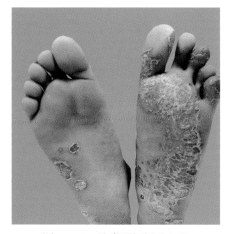

图 3 - 38　脓疱型银屑病(三)

图片提供者：黄正平、李天旺(广东省第二人民医院风湿免疫科)

（4）红皮病型银屑病。红皮病型银屑病又称银屑病性剥脱性皮炎。表现为广泛的红斑鳞屑（图3-39），属于急性、重型银屑病。多因急性期外用刺激性药物引起，也有因长期服用糖皮质激素后快速撤药而导致银屑病复发及加重，泛发脓疱型银屑病消退后也可呈现红皮病样改变。

【病例3-39】PsA患者，男，38岁。图3-39为患者红皮病型银屑病皮损，皮肤表现为广泛红斑，鳞屑较薄，红斑边缘有色素沉着。

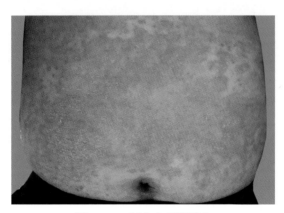

图3-39　红皮病型银屑病

图片提供者：王笑青（河南省洛阳正骨医院风湿病二科）

银屑病指甲损害包括指甲上出现甲板凹陷（图3-40）、顶针样点状凹陷（图3-41）、横沟凹陷（图3-42）、甲板增厚（图3-43）、指甲下过度角化（图3-44）、白甲（图3-45）、甲剥离（图3-46）、甲板破坏缺损（图3-46）等，是与PsA发生密切相关的银屑病皮肤的临床表现。指甲损害见于90%的PsA患者，仅见于41%无关节炎的银屑病患者。

【病例3-40】PsA患者，男，61岁。图3-40为甲板凹陷（箭头处）、浑浊，近端甲板表面破坏，上覆鳞屑。

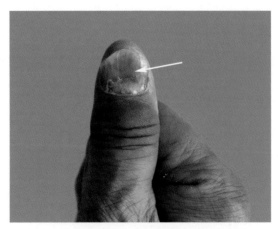

图3-40　指甲损害（一）

图片提供者：王倩（上海交通大学附属第六人民医院风湿免疫科）

【病例3-41】PsA 患者,男,32 岁。图 3-41 为指甲顶针样点状凹陷(箭头处),甲周红斑鳞屑。

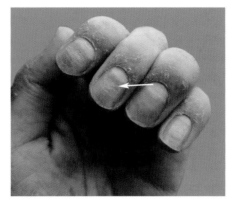

图 3-41 指甲损害(二)
图片提供者:刘畅(大连市中心医院风湿免疫科)

【病例3-42】PsA 患者。图 3-42 为甲板不规则,可见横沟凹陷(箭头处)。

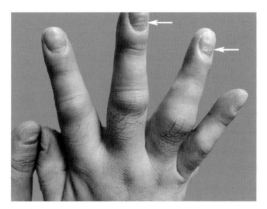

图 3-42 指甲损害(三)
图片提供者:胡学军(广东省肇庆市第一人民医院风湿免疫科)

【病例3-43】PsA 患者,女,42 岁。图 3-43 为指甲甲板增厚,浑浊,形态不规则(箭头处)。

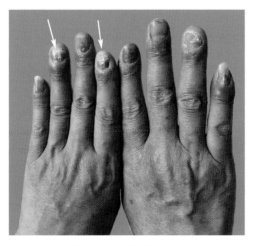

图 3-43 指甲损害(四)
图片提供者:姚海红(北京大学人民医院风湿免疫科)

【病例3-44】PsA患者,男,47岁。银屑样皮疹10余年,图3-44示左手指指甲(A)可见指甲增厚,指甲下过度角化(箭头处),部分伴指甲剥离。治疗3个月后,左手(B)仅见指甲局部增厚。

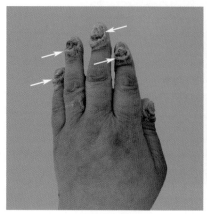 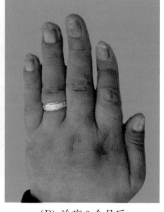

(A) 治疗前　　　　　　　　(B) 治疗3个月后

图3-44　指甲损害(五)

图片提供者:乔鹏燕、张莉芸、许珂、张改连[山西白求恩医院(山西医学科学院)风湿免疫科]

【病例3-45】PsA患者,女,43岁,病程10年。图3-45为白甲(白箭头处)和甲剥离(红箭头处)、指甲表面高低不平,有纵嵴、缺损,甲面有点状凹坑。

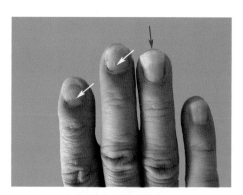

图3-45　指甲损害(六)

图片提供者:林千祺(海南医学院第二附属医院风湿免疫科)

【病例3-46】PsA患者,男,23岁,病程3年。图3-46为指甲出现甲板增厚(白箭头处)、变色、甲剥离(红箭头处)、部分甲板破坏缺损(蓝箭头处)。

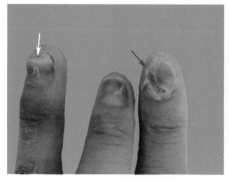 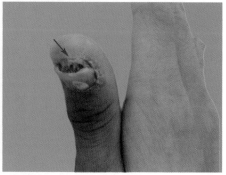

图3-46　指甲损害(七)

图片提供者:林千祺(海南医学院第二附属医院风湿免疫科)

眼部受累,如结膜炎、虹膜睫状体炎、巩膜炎(图 3-47),见于 7%～33% 的患者,少数患者可见溃疡性角膜炎(图 3-48)。有主动脉关闭不全的 PsA 患者不足 4%,常出现在病程晚期。

　　【病例 3-47】PsA 患者,女,42 岁。图 3-47 为结节性巩膜炎(箭头处)。

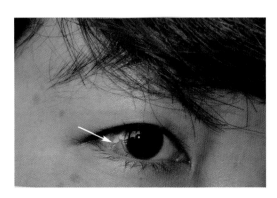

图 3-47　眼部受累临床表现(一)

图片提供者：梁宏达(青岛大学附属医院风湿免疫科)

　　【病例 3-48】PsA 患者,男,36 岁。图 3-48 为右眼溃疡性角膜炎患者入院时(A)、开始生物制剂治疗时(B)、治疗 4 周(C)和治疗 2 个月(D)时的情况。

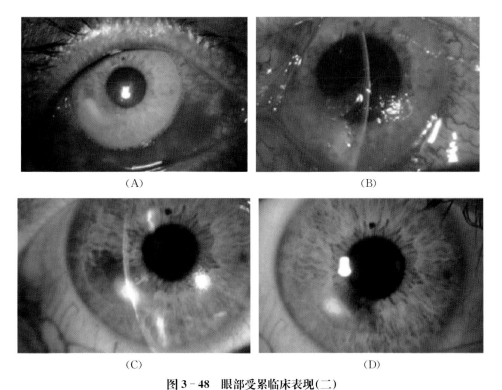

(A)　　　　　　(B)

(C)　　　　　　(D)

图 3-48　眼部受累临床表现(二)

图片来源：British Journal of Dermatology, 2014,170：735-758.

四、实验室检查

　　PsA 没有诊断性的实验室指标。但有些化验指标有助于鉴别诊断,在治疗开始前进行检测有助于 PsA 预后的判断,治疗期间的一些化验指标有助于监测治疗反应和药物不良反应。

约40%PsA患者白细胞计数轻度升高。长期处于病情活动的患者,可出现正细胞正色素性贫血。在疾病诊断和进展过程中,40%~60%PsA患者出现ESR升高,特别是多关节炎型患者,也可以反映皮肤疾病的严重性。约50%PsA患者CRP和血浆黏度升高。研究显示,PsA患者的血清IL-6水平升高,IL-6可比高敏CRP和ESR更好地反映炎症水平,CRP和ESR升高的活动期PsA患者中IL-6的水平更高。

大部分PsA患者的类风湿因子阴性,与正常人群相似,约5%PsA患者出现类风湿因子阳性。在年龄较大的患者中类风湿因子阳性率也升高。但类风湿因子与PsA患者的临床表型、压痛/肿胀关节数目、附着点炎、病程及影像学进展等均无相关性。研究提示,抗CCP抗体阳性与更多的肿胀关节数目、影像学进展相关。因此,对PsA有一定的预后判断价值,是提示PsA预后较差的指标。但临床中应注意将PsA合并抗CCP抗体阳性与银屑病合并RA进行鉴别。

既往研究显示,普通人群中有近30%抗核抗体阳性,PsA患者抗核抗体阳性与银屑病发生年龄、银屑病严重程度、关节炎类型、活动性炎症的关节数目以及具有临床表现的关节损害数目均不相关。约3%PsA患者抗双链DNA抗体阳性,约2%患者抗Ro抗体阳性,1%患者抗核糖核蛋白(RNP)抗体阳性,尚未发现PsA患者存在抗白细胞凝集酸(La)抗体或抗平滑肌(Sm)抗体阳性。

五、影像学表现

PsA影像学检查包括X线、CT、MRI和超声等。X线有助于PsA诊断与鉴别诊断,在临床试验和观察性研究中常被作为评估关节结构损害进展的手段,但X线和CT检查无法观察软组织结构。MRI检查有助于看清关节炎相关的所有结构,并且对外周和中轴病变的表现均比较敏感。超声可显示发生炎症病变的解剖结构,不仅对PsA的诊断有重要价值,而且可以早期发现解剖学变化、亚临床炎症,并可用于监测关节、肌腱、附着点、指甲、皮肤在治疗前后的病情变化。临床上,X线常常与超声、CT和MRI检查互为补充。

(一)手关节影像学特征

1. 关节间隙变窄(图3-49) 可见于任何受累关节,以远端指间关节和近端指间关节更典型,掌指关节不常见。

【病例3-49】PsA患者,女,56岁。图3-49为双手X线片(A)示中指、环指和小指远端指间关节间隙变窄融合(箭头处),伴近端指间关节侵蚀破坏,附:右手外观(B)。

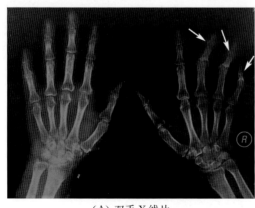 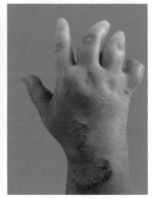

(A)双手X线片　　　　　　　　(B)右手外观

图3-49　手部受累表现(一)

图片提供者:王慧(天津医科大学总医院风湿免疫科)

2. 骨侵蚀　骨侵蚀、骨质破坏(图3-50、3-51)常发生在关节边缘,后影响中心区域。如果骨侵蚀是广泛发生的,可破坏软骨下骨,导致关节间隙增宽。骨侵蚀可导致远端指间关节破坏,典型改变是"笔帽征"(图3-52),虽然"笔帽征"不是PsA或脊柱关节炎所特有,但以PsA最多见。另外,还可见骨质溶解甚至可导致整个指骨溶解、缩短(图3-53)、半脱位(图3-54),在同一只手出现骨溶解和骨强直(图3-55)是PsA特有的征象。

【病例3-50】PsA患者,男,45岁。图3-50为双手X线片(A)示骨质破坏、骨侵蚀(箭头处),附:双手外观(B)。

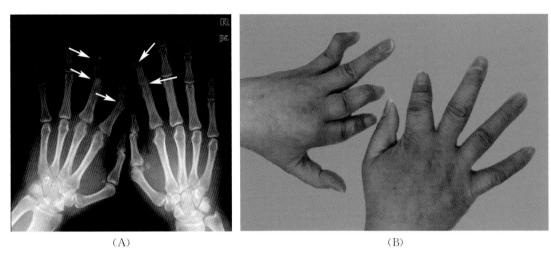

(A)　　　　　　　　　　　　　　(B)

图3-50　手部受累表现(二)

图片提供者:杨惠琴(武汉市第一医院风湿免疫科)

【病例3-51】PsA患者,男,40岁。图3-51为双手X线片示手骨质疏松及部分手指近端指间关节骨质破坏(红箭头处)、腕关节骨质破坏(白箭头处)、关节间隙狭窄。

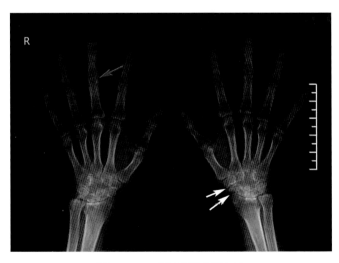

图3-51　手部受累表现(三)

图片提供者:任飞凤(重庆医科大学附属第二医院风湿免疫科)

【病例 3‑52】PsA 患者,女,60 岁。图 3‑52 为 X 线片示"笔帽征"改变(箭头处)。同时可见多发掌指关节、近端指间关节及腕关节的骨侵蚀改变。

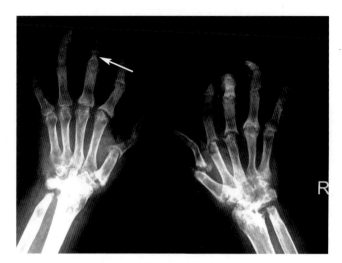

图 3‑52　手部受累表现(四)
图片提供者:唐先平、李光宇(中国中医科学院望京医院风湿科)

【病例 3‑53】PsA 患者,男,45 岁。图 3‑53 为 X 线片(A)示右手小指远端指间关节骨侵蚀、骨质溶解导致短缩畸形(箭头处),附:双手外观(B)。

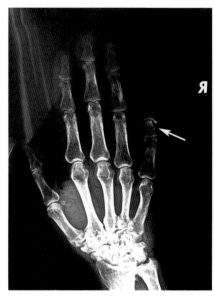
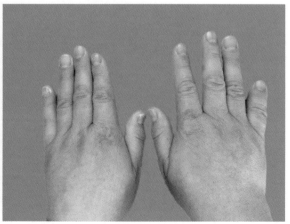

(A) 右手 X 线片　　　　　　　(B) 双手外观
图 3‑53　手部受累表现(五)
图片提供者:贾园(北京大学人民医院风湿免疫科)

【病例 3-54】PsA 患者,图 3-54 为 X 线片示拇指(箭头处)远端指间关节骨侵蚀并半脱位。

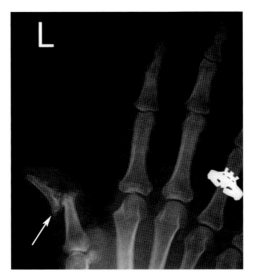

图 3-54　手部受累表现(六)

图片来源：Arthritis Research & Therapy,2015,17:141.

【病例 3-55】PsA 患者,图 3-55 为 X 线片示远端指间关节骨性强直(箭头处)。

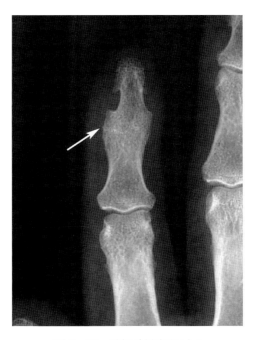

图 3-55　手部受累表现(七)

图片来源：Rheumatology,2015,120:995.

3. 骨质增生(图 3-56、3-57)　侵蚀部位的骨质不规则向外生长,可见骨膜炎,后逐渐形成坚硬的新骨,使指骨骨干增粗。

【病例3-56】PsA患者,男,39岁。图3-56为X线片示手远端指间关节受累,呈骨侵蚀和骨质增生(箭头处)改变。

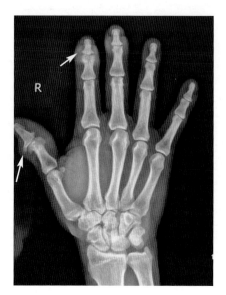

图3-56 手部受累表现(八)

图片提供者:姚海红(北京大学人民医院风湿免疫科)

【病例3-57】PsA患者,女,多关节肿痛4年,皮疹半年。图3-57为X线片示双手多发指骨骨侵蚀、关节面硬化,关节边缘见增生改变(箭头处),多发指骨间隙狭窄。

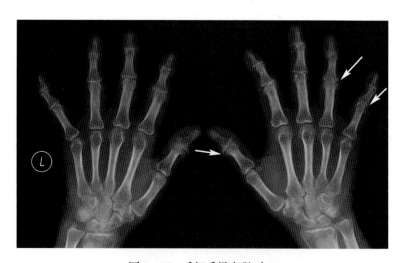

图3-57 手部受累表现(九)

图片提供者:姚海红(北京大学人民医院风湿免疫科)

手部超声可见滑膜炎,如近端指间关节滑膜炎(图3-58)、屈指肌腱腱鞘滑膜炎(图3-59),也可见腕伸肌腱腱鞘滑膜炎(图3-60)、桡腕关节及腕骨间关节滑膜炎(图3-61)。

手部可见肌腱炎,如近端指间关节指伸肌腱炎(图3-62)、远端指间关节指伸肌腱炎(图3-62、3-63)、也可见腕部指伸肌腱炎(图3-63)。另外,还可见滑膜增生(图3-64)、骨赘(图3-65)等。

【病例3-58】PsA患者,女,30岁。图3-58为超声检查示近端指间关节滑膜炎(箭头处)。

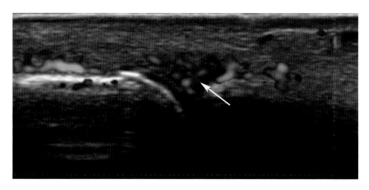

图3-58　手部受累表现(十)

图片提供者:姚海红(北京大学人民医院风湿免疫科)

【病例3-59】PsA患者,女,30岁。图3-59为超声检查示手部屈指肌腱腱鞘滑膜炎(A,B,箭头处)。

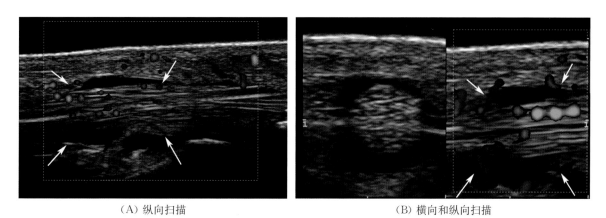

(A) 纵向扫描　　　　　　　　　　　(B) 横向和纵向扫描

图3-59　手部受累表现(十一)

图片提供者:姚海红(北京大学人民医院风湿免疫科)

【病例3-60】PsA患者,女,30岁。图3-60为腕部超声检查示手部尺侧腕伸肌腱腱鞘滑膜炎(箭头处)。

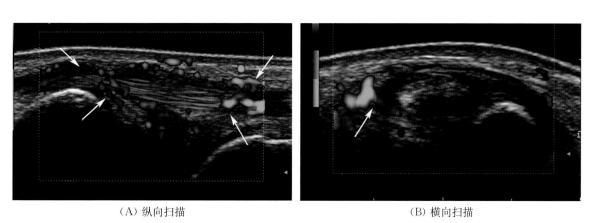

(A) 纵向扫描　　　　　　　　　　　(B) 横向扫描

图3-60　手部受累表现(十二)

图片提供者:姚海红(北京大学人民医院风湿免疫科)

【病例3-61】PsA患者,男,31岁,病程4年。图3-61为超声检查示腕关节伸侧多组肌腱腱鞘滑膜炎(A,箭头处),桡腕关节及腕骨间关节滑膜炎(B,箭头处)。

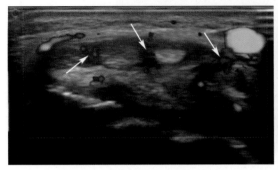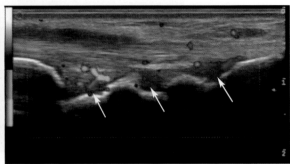

(A) 腕关节伸侧多组肌腱腱鞘滑膜炎　　　　　　(B) 桡腕关节及腕骨间关节滑膜炎

图3-61　手部受累表现(十三)

图片提供者:姚海红(北京大学人民医院风湿免疫科)

【病例3-62】PsA患者,女,30岁。图3-62为超声检查示手指近端指间关节指伸肌腱炎(A,箭头处)和远端指伸肌腱炎(B,箭头处)。

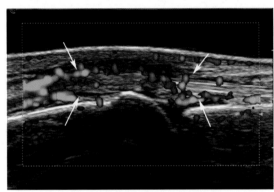

(A) 近端指间关节指伸肌腱炎　　　　　　　　(B) 远端指伸肌腱炎

图3-62　手部受累表现(十四)

图片提供者:姚海红(北京大学人民医院风湿免疫科)

【病例3-63】PsA患者,女,30岁。多关节肿痛4年,皮疹半年。图3-63为超声检查示腕部指伸肌腱炎(A,箭头处),远端指间关节指伸肌腱炎(B,箭头处)。

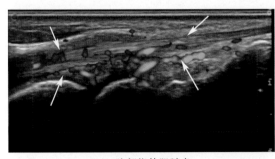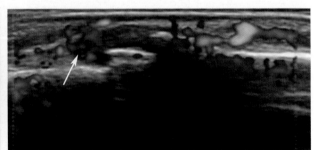

(A) 腕部指伸肌腱炎　　　　　　　　　　　(B) 远端指间关节指伸肌腱炎

图3-63　手部受累表现(十五)

图片提供者:姚海红(北京大学人民医院风湿免疫科)

【病例 3-64】PsA，女，56 岁，病程 2 年。图 3-64 为超声检查示左手第 1 腕掌关节滑膜增生（红箭头处）、滑膜炎、骨侵蚀（白箭头处）。

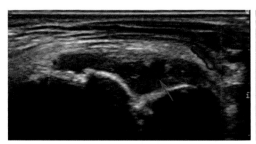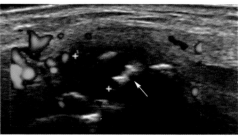

图 3-64　手部受累表现(十六)
图片提供者：姚海红(北京大学人民医院风湿免疫科)

【病例 3-65】PsA 患者，女，30 岁。图 3-65 为超声检查示手部近端及远端指间关节骨赘（箭头处）。

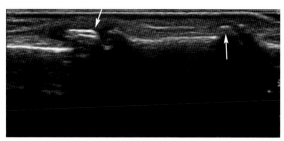

图 3-65　手部受累表现(十七)
图片提供者：姚海红(北京大学人民医院风湿免疫科)

(二)足关节的影像学特征

趾间关节可出现广泛性破坏，典型足部表现为远端趾骨受累，可有骨侵蚀和增生(图 3-66)、溶骨性改变(图 3-67)、附着点炎、骨膜炎和软组织肿胀。足关节亦可出现"笔帽征"改变(图 3-68)。跖趾关节受累较掌指关节多见。跟骨侵蚀和骨质增生可发生在跟腱附着点的后上方和足底跖筋膜附着点的下方，形成不规则的骨刺，还可见足跟滑囊炎(图 3-69)。

【病例 3-66】PsA 患者。图 3-66 为 X 线片示足趾远端趾间关节骨质侵蚀和增生(箭头处)改变。

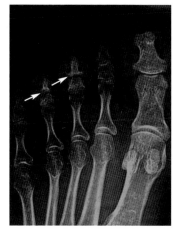

图 3-66　足部受累 X 线片(一)
图片提供者：姚海红(北京大学人民医院风湿免疫科)

【病例3-67】PsA患者。图3-67为X线片示双足多发趾骨侵蚀,部分呈溶骨性改变(箭头处)。

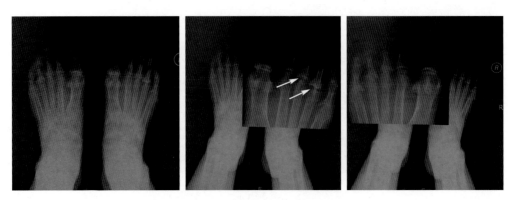

图3-67 足部受累X线片(二)
图片提供者:陈爱萍(北京中医医院风湿免疫科)

【病例3-68】PsA患者,男,63岁。图3-68为X线片示足关节重度骨侵蚀呈"笔帽征"改变(箭头处)。

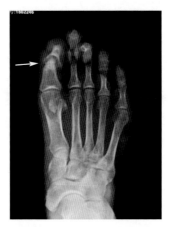

图3-68 足部受累X线片(三)
图片提供者:孔媛(中国人民解放军北部战区总医院内分泌科)

【病例3-69】PsA患者,女,32岁,银屑病8年。图3-69为超声检查见PsA典型的附着点病变(纵扫和横扫),超声检查示右足跟滑囊炎(箭头处),滑囊处可见明显多普勒血流信号。

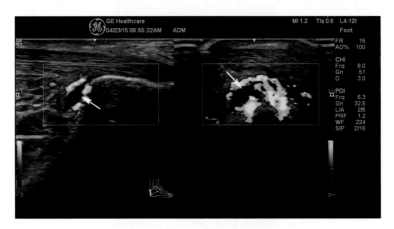

图3-69 足部受累超声表现
图片提供者:孙飞(北京301医院风湿免疫科)

（三）中轴关节

骶髂关节受累影像学检查可见骶髂关节面模糊（图3-70、3-73）、骶髂关节增生硬化（图3-71）、骶髂关节糜烂硬化（图3-72）、骶髂关节间隙变窄（图3-74）、脂肪沉积（图3-75）及骨髓水肿（图3-75）等。

【病例3-70】PsA患者，女，73岁。图3-70为X线片示双骶髂关节面模糊毛糙（箭头处）。

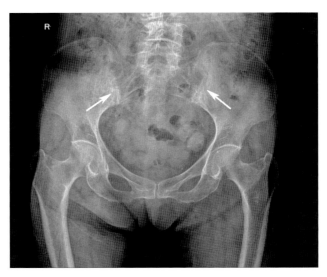

图3-70 骶髂关节受累X线片（一）

图片提供者：白凤敏、高维琴（上海市光华中西医结合医院关节内二科）

【病例3-71】PsA患者，女，32岁。图3-71为X线片示双侧骶髂关节受累，增生硬化（箭头处）改变。

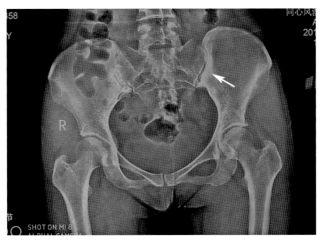

图3-71 骶髂关节受累X线片（二）

图片提供者：周鑫（山西运城同心风湿病医院风湿科）

【病例 3 - 72】PsA 患者,图 3 - 72 为 X 线片示不对称骶髂关节炎,伴左侧骶髂关节糜烂硬化(箭头处)。

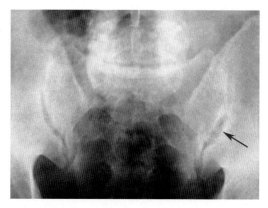

图 3 - 72　骶髂关节受累 X 线片(三)
图片来源：Rheumatology, 2015, 120: 995.

【病例 3 - 73】PsA 患者,男,银屑病病程 10 余年。图 3 - 73 为 CT 示骶髂关节骨皮质连续,关节面稍毛糙(箭头处)、密度增高,未见关节间隙狭窄。

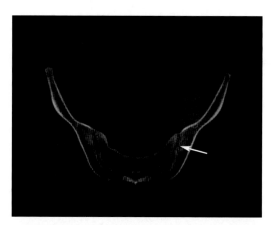

图 3 - 73　骶髂关节受累 CT(一)
图片提供者：王璇(上海市同济医院风湿免疫科)

【病例 3 - 74】PsA 患者,女,52 岁。图 3 - 74 为 CT 示双侧骶髂关节间隙变窄(箭头处)。

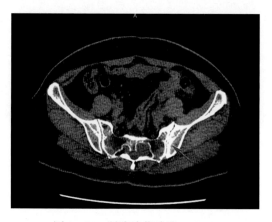

图 3 - 74　骶髂关节受累 CT(二)
图片提供者：周明珠(北京友谊医院风湿免疫科)

【**病例 3 - 75**】PsA 患者，女，46 岁。图 3 - 75 为骶髂关节 MRI，T1WI 像（A）示骶髂关节脂肪沉积（高密度影，箭头处），T2WI 像（B）示骶髂关节骨髓水肿（高密度影，箭头处）。

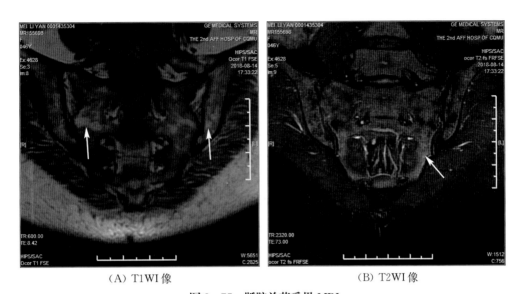

（A）T1WI 像　　　　　　　　　（B）T2WI 像

图 3 - 75　骶髂关节受累 MRI

图片提供者：颜如玉（重庆医科大学附属第二医院风湿免疫科）

　　PsA 还可影响颈椎，出现颈椎受累如颈椎间小关节融合（图 3 - 76）等。影响脊柱可见韧带骨化（图 3 - 77）及韧带骨赘形成，严重者可引起椎体骨侵蚀破坏（图 3 - 78）以及脊柱融合，脊柱可见典型的边缘性骨赘和椎旁骨赘，后者可能难以与弥漫性特发性骨肥厚患者的椎骨旁骨化区别开来，PsA 其他部位也可见骨赘，其骨化厚而不连续，而弥漫性特发性骨肥厚患者主要是胸椎的连续性骨化，并且骶髂关节正常。另外，PsA 患者也可见胸锁关节（图 3 - 79）受累。

【**病例 3 - 76**】PsA 患者，男，银屑病病程 10 余年。图 3 - 76 为 X 线片示 C2～C7 诸椎间小关节呈融合状态（箭头处）。

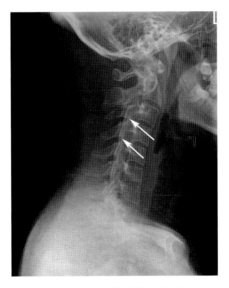

图 3 - 76　颈部受累 X 线片

图片提供者：王璇（上海市同济医院风湿免疫科）

【病例3-77】PsA合并AS患者,女,49岁。图3-77为X线片示脊柱轻度侧弯,L3～L5椎体呈竹节样变,双侧韧带骨化程度不同,左侧韧带骨化明显(箭头处),该特点为银屑病患者特有。

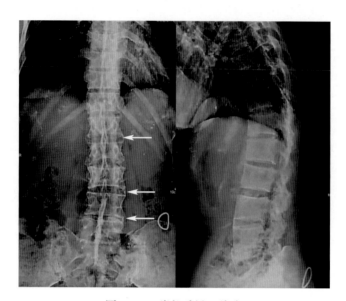

图3-77 脊柱受累X线片

图片提供者:孔祥民(济宁市中医院风湿免疫科)

【病例3-78】PsA患者,男,41岁。图3-78为CT示T12椎体边缘增生、硬化,椎体骨侵蚀破坏(箭头处)。

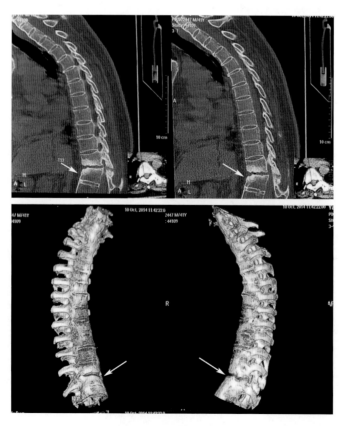

图3-78 脊柱受累CT

图片提供者:李玉翠、张莉芸、许珂[山西白求恩医院(山西医学科学院)风湿免疫科]

【**病例 3 - 79**】PsA 患者，男，31 岁，病程 4 年。图 3 - 79 为超声检查示胸锁关节滑膜增生（白箭头处）、骨侵蚀（红箭头处）。

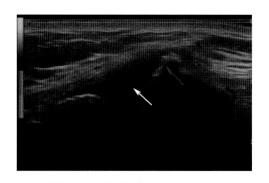

图 3 - 79　胸锁关节受累超声表现
图片提供者：姚海红（北京大学人民医院风湿免疫科）

(四) 外周关节

PsA 患者肩关节、肘关节、膝关节及踝关节受累时，多不对称，伴邻近骨侵蚀和增生改变、软骨损害。肘关节受累可见肘关节骨侵蚀（图 3 - 80）、骨赘（图 3 - 81）。膝关节受累可见膝关节骨侵蚀（图 3 - 82）、膝关节间隙狭窄（图 3 - 83），髋关节受累少见。

【**病例 3 - 80**】PsA 患者，女，56 岁，病程 2 年。图 3 - 80 为 X 线片示肘关节骨侵蚀（A，箭头处），超声检查示肘关节骨侵蚀（B，箭头处）和滑膜炎（C，箭头处）。

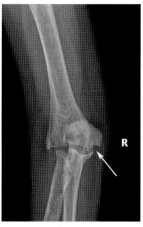

（A）X 线片

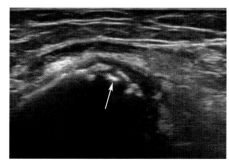 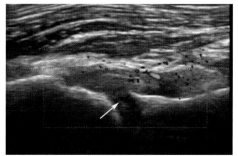

（B）超声　　　　　　　　　　　　（C）超声

图 3 - 80　肘关节受累影像学表现
图片提供者：姚海红（北京大学人民医院风湿免疫科）

【病例 3-81】PsA 患者,女,56 岁,病程 2 年。图 3-81 为 X 线片示肘关节骨赘(箭头处)。

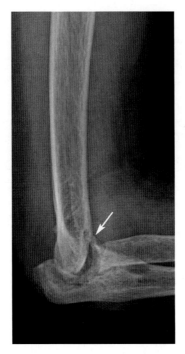

图 3-81　肘关节受累 X 线片
图片提供者:姚海红(北京大学人民医院风湿免疫科)

【病例 3-82】PsA 患者。图 3-82 示 X 线片示双膝关节骨侵蚀(箭头处)。

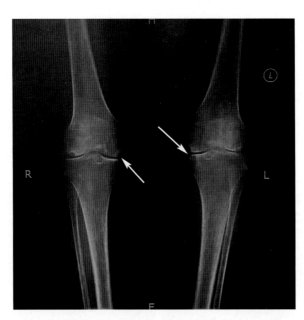

图 3-82　膝关节受累 X 线片(一)
图片提供者:陈爱萍(北京中医医院风湿免疫科)

【病例 3-83】 PsA 患者,男,54 岁。图 3-83 为 X 线正侧位片示双侧膝关节外侧关节间隙狭窄(箭头处),右侧为重,髌骨骨赘,双膝关节游离体。

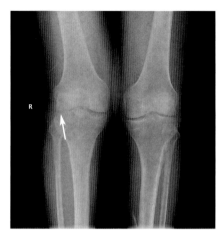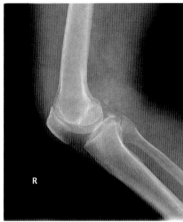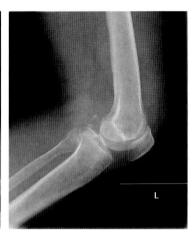

图 3-83　膝关节受累 X 线片(二)

图片提供者:秦盈盈(上海光华中西医结合医院关节内科)

六、诊断

由于 PsA 临床表现多样化,容易与其他关节病如 RA、AS 相混淆,给早期诊断、早期干预带来一定困难。自 1973 年以来,针对 PsA 诞生了多套诊断/分类标准。目前被广泛接受的是 2006 年的 CASPAR 分类标准(表 3-1)。

表 3-1　2006 年 CASPAR 分类标准

炎症性关节病(关节炎、脊柱炎或肌腱端炎),并且以下 5 项中得分≥3 分者,可诊断 PsA

(1) 银屑病的证据(以下 3 项之一)	
1) 现病史(2 分)	就诊时经风湿病医生或皮肤病医生判断,有银屑病皮损或头皮病变表现
2) 个人史(1 分)	由患者本人、家庭医生、皮肤病医生、风湿病医生或其他有资质的医护人员证实,曾患有银屑病
3) 家族史(1 分)	患者报告其一级或二级亲属中有银屑病病史
(2) 银屑病甲萎缩(1 分)	体检发现典型的银屑病甲萎缩,包括甲剥离、顶针样改变、过度角化等
(3) 类风湿因子检查阴性(1 分)	类风湿因子检测可用凝胶法之外的其他任何方法,但最好采用酶联免疫吸附(ELISA)试验或比浊法。结果判读须依据当地实验室检查的参考值范围
(4) 指(趾)炎(以下 2 项之一)	
1) 现病史(1 分)	整根手指(足趾)肿胀
2) 既往史(1 分)	由风湿病医师记录的指(趾)炎病史
(5) 放射学检查示近关节端新骨形成(1 分)	手足 X 线片可见关节边缘边界不清的骨化(需排除骨赘)

与以往的标准比较,根据 CASPAR 分类标准进行诊断时,对于无银屑病患者、只有附着点炎或指/趾炎的早期患者也能做出诊断,该标准还可以对类风湿因子阳性的患者予以诊断。CASPAR 分类标准的诊断敏感性 91.4%,特异性 98.7%。该标准已在临床上得到广泛应用,是现今诊断

PsA 的主流诊断标准。

七、鉴别诊断

当 PsA 患者有典型的银屑病皮疹时,诊断并不困难,但忽略了皮疹的存在或皮疹隐蔽未被发现或尚未出现皮疹时诊断则相对困难,易被误诊,常需与下列炎性关节疾病相鉴别。

(一)骨关节炎

多见于老年人,以远端指间关节、近端指间关节和膝关节受累为多,常以疼痛为主,活动时加重,休息可缓解,关节呈骨性隆起,可见 Heberden 结节和 Bouchard 结节,膝关节可有骨摩擦感,ESR、CRP 等炎性指标通常正常,X 线片多为增生性改变,少见侵蚀性破坏,无指/趾甲病变。这些特点有助于与 PsA 相鉴别。

(二)类风湿关节炎

这是一种最常见的炎性关节炎,女性多发,表现为四肢大小关节的对称性肿胀、疼痛,伴有明显的晨僵,炎性指标如 ESR、CRP 和血小板升高,可出现皮下类风湿结节,70% 患者类风湿因子阳性,X 线早期可见骨质疏松,中晚期可有关节软骨下骨囊性变、关节间隙狭窄或融合。对于多关节型的 PsA 有时关节表现与典型的类风湿关节炎一样,较难鉴别,但 PsA 多无晨僵、无皮下结节、可有远端指间关节受累、类风湿因子阴性,加之银屑病家族史、指甲病变、X 线无骨质疏松却有侵蚀性破坏等特点,有助于与类风湿关节炎鉴别。

(三)强直性脊柱炎

多见于青年男性,以腰痛为突出表现,表现为夜间疼痛、休息疼痛、夜间翻身困难、晨起僵硬感、活动可缓解,部分患者可伴有外周关节表现,多以下肢为主,膝、踝受累最多,90% 以上的患者 HLA-B27 阳性,影像学可见骶髂关节炎改变。部分患者可有肌腱端病和色素膜炎,而 PsA 的寡关节炎型和脊柱炎型与之常难以鉴别,甚至当银屑病皮疹未出现或被忽略时,长期被误诊为 AS 或某一种脊柱关节炎。此时,PsA 的多关节受累、远端指间关节受累、腊肠指/趾、指/趾甲病变、银屑病家族史、X 线单侧骶髂关节炎和跳跃性的椎体骨赘有助于 PsA 的诊断。

八、预后

一般病程良好,低于 5% 的患者有关节破坏和畸形。家族银屑病史,20 岁前发病,HLA-DR3 或 HLA-DR4 阳性、侵袭性或多关节病变以及广泛皮肤病变预后较差。

本病病程漫长,可持续数十年,甚至可迁延终身,易复发。银屑病患者预后一般较好。少数患者关节受累广泛,皮损严重,致残率高。急性病关节炎本身很少引起死亡,然而糖皮质激素和细胞毒药物治疗可引起致命的并发症,如严重感染、消化性溃疡及穿孔等。

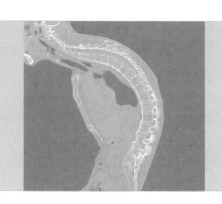

第四章　反应性关节炎

反应性关节炎(reactive arthritis，ReA)这一名词由 Aho 等于 1974 年首次提出。ReA 指继发于身体其他部位感染的急性非化脓性关节炎，其中肠道或泌尿生殖道感染后的 ReA 最为常见。近年来，研究人员发现包括细菌、病毒、衣原体、支原体及螺旋体等在内的绝大多数微生物感染后均可引起 ReA，因此广义的 ReA 范围很广，是临床上常见的关节炎之一。目前被广为接受的仍为继发于肠道、泌尿生殖道感染的 ReA。

赖特综合征(Reiter syndrome，RS)这一名称由 Reiter 于 1916 年报道，后一直在临床上沿用。赖特综合征是一种典型的 ReA，具有关节炎、尿道炎及结膜炎三联症。完全型和不完全型赖特综合征均与 ReA 的概念一致。目前，赖特综合征已被 ReA 所替代。

一、流行病学

ReA 多发生于 18～40 岁，也可见于儿童及老年人。男女患病率无显著差异。本病无地域性差异，可发生在世界各地。ReA 的临床表现轻重不一，轻症病例甚至并不引起注意。因此，本病的患病率较难统计。国外研究发现，成人中 ReA 的患病率为(1～30)/10 万。而在沙门菌、志贺菌和弯曲菌肠道感染的患者中，ReA 的患病率可高达 8%～10%，国内尚无相关流行病学数据。

二、发病机制

ReA 发病机制尚不十分清楚，已有证据显示多因素参与 ReA 的发病。

1. 感染因素　引起 ReA 的常见微生物(表 4-1)包括肠道、泌尿生殖道、咽部及呼吸道感染菌

表4-1　反应性关节炎主要致病微生物

常见的微生物		较少见的微生物
弗氏志贺菌	风疹病毒	肝炎病毒
肠炎沙门菌	细小病毒	宋内志贺菌
鼠伤寒沙门菌	志贺痢疾杆菌	甲型副伤寒杆菌
耶尔森菌	乙型副伤寒杆菌	伤寒杆菌
空肠弯曲菌	破伤风类毒素	布氏杆菌
疏螺旋体	肺炎衣原体	梭杆菌
奈瑟菌	脲原体	沙眼衣原体
链球菌	肺炎衣原体	难辨羧菌
	其他细菌、病毒及原虫感染	

群,以及病毒、衣原体及原虫(图4-1)等。这些微生物大多数为革兰染色阴性,具有黏附黏膜表面侵入宿主细胞的特性。许多 ReA 患者的滑膜和滑液白细胞内可检测到沙眼衣原体的 DNA 和RNA,以及志贺杆菌的抗原成分。而衣原体热休克蛋白(HSP)、耶尔森菌 HSP-60 及其多肽片段均可诱导 ReA 患者 T 细胞增殖。这些发现提示,患者外周血中的 T 细胞可能受上述细菌的抗原成分激活。另外,研究证明乙型溶血性链球菌感染与 ReA 的发病密切相关。

【病例4-1】钩虫(美洲钩虫)感染的 ReA 患者,男,24 岁。图4-1 为皮肤钩虫运动轨迹(A)、并有外周血嗜酸性粒细胞增多(21%)及皮肤活检示嗜酸性粒细胞浸润,诊断为皮肤幼虫移行症。MRI 诊断为单侧骶髂关节炎,冠状位 T1 加权像(B)以及反转恢复序列成像(C)示骶髂关节有小侵蚀,符合 ReA 的诊断。

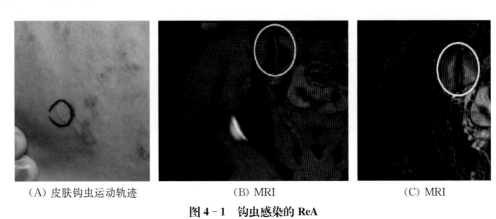

(A) 皮肤钩虫运动轨迹　　　　　(B) MRI　　　　　(C) MRI

图4-1　钩虫感染的 ReA

图片来源:Arthritis Rheumatology, 2014,66(3):578.

2. 遗传因素　患者亲属中骶髂关节炎、AS、银屑病的患病率均高于普通人群。ReA 的发病与 *HLA-B27* 有密切相关性。研究发现,ReA 患者 HLA-B27 阳性率为 65%～80%。HLA-B27携带者发生 ReA 的机会较阴性者高 50 倍。但 *HLA-B27* 基因既不是 ReA 的唯一致病原因,也不是必要条件,该基因阴性者同样可以患 ReA。

家系研究发现,感染痢疾的 HLA-B27 阳性家族成员中并未全部发生 ReA,而出现 ReA 的患者也并非均为 HLA-B27 阳性。但 HLA-B27 阳性患者的临床症状明显重于该基因阴性者。而且,HLA-B27 阳性者容易发展成慢性 ReA。研究提示,HLA-B27 阳性者的 ReA 易感性与致病菌的种类有关。如沙门菌引起者的疾病患者的 HLA-B27 阳性率为 20%～33%,支原体引起者为40%～50%,耶尔林菌引起者为 70%～80%,而在志贺菌引起者则达 80%～97%。

对 *HLA-B27* 在 ReA 发病中作用的研究发现,该基因阳性患者的中性粒细胞活性增强,并可能由此增强对致病细菌的免疫反应。同时,*HLA-B27* 可延长细胞内病原菌的存活时间,从而增加 T 细胞对该病原菌及其抗原肽的反应性。

除 *HLA-B27* 之外,其他基因与 ReA 的关系已有不少研究。*HLA-B51*、*HLA-B60*、*HLA-B39* 及 *HLA-B7* 均可能增加 ReA 的易感性。*HLA-B60* 和 *HLA-B27* 在 ReA 致病中有协同作用,而 *HLA-B39* 和 *HLA-B7* 则可见于 *HLA-B27* 阴性患者,可能直接参与 ReA 致病过程。另有研究发现,链球菌感染后 ReA 患者携带 *HLA-DRB1*01* 基因的频率增加,相比之下,链球菌感染后发生典型急性风湿热的患者多为 *HLA-DRB1*16* 阳性。

三、临床表现

ReA 是一种全身性疾病,一般发病较急,临床表现轻重不一,可为一过性单关节受累,也可出现严重的多关节炎,甚至伴有明显的全身症状或眼炎及心脏受累等关节外表现。多数病例可见关节炎之前几天至数周有肠道、泌尿生殖道或呼吸道感染史,以及这些感染的细菌学证据,但是少数患者并无明确病史。临床上,反应性关节炎可因致病菌种类而表现出不同的临床及实验室特点(表4-2)。

表4-2 不同病菌引起的反应性关节炎的临床及实验室特点

指 标	志贺菌	沙门菌	空肠弯曲菌	耶尔森菌	性获得性细菌
例数	371	46	21	329	557
男/女比例	9:1	1.6:1	1.3:1	0.9:1	28:1
关节炎(%)	1~3	1~3	1~3	10~20	1
尿道炎(%)	70	15	24	13	100
漩涡状龟头炎(%)	24	—	—	—	23
溢脓性角化皮肤病(%)	—	—	—	—	12
肠病(%)	8	13	5	11	22
结节性红斑(%)	—	—	—	5	—
赖特综合征(%)	85	12	10	10	35
HLA-B27阳性(%)	79	84	72	75	80
病程>1年(%)	18	—	5	10	17

(一)一般症状

常见的全身症状有疲乏、全身不适、肌痛及低热,少数患者可有中度发热。

(二)关节症状

ReA的主要表现为关节受累,程度轻重不一。轻者仅关节疼痛,重者可出现明显的多关节炎,甚至活动受限。典型表现为渐进性加重的非对称性单关节或少关节炎,以下肢关节受累最为常见,如髋、膝(图4-2)、踝、足关节受累,足关节受累可见足趾炎(图4-3)、足部肿胀(图4-4)、腊肠趾(图4-5)等。另外,肩、肘、腕、手关节也可受累,手关节可见局部红肿、疼痛、皮温增高,或伴皮肤红斑。

【病例4-2】ReA患者。图4-2为膝关节受累,表现为膝关节肿胀。

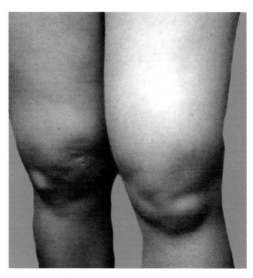

图4-2 膝关节受累临床表现

图片来源:Rheumatology,2015,112:993.

131

【**病例4-3**】沙眼衣原体诱导的 ReA 患者。图4-3为足趾炎。

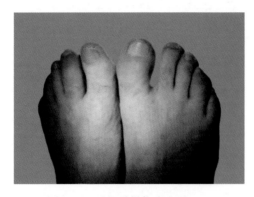

图4-3 足部受累临床表现(一)

图片来源：Rheumatology，2015，112：934.

【**病例4-4**】急性 ReA 患者。图4-4为足部肿胀，该患者空肠弯曲杆菌粪便培养阳性。

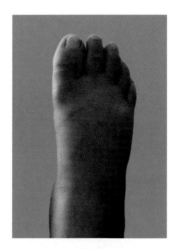

图4-4 足部受累临床表现(二)

图片来源：Rheumatology ，2015，112：993.

【**病例4-5**】ReA 患者，女，30岁。图4-5为右足第2、3、4趾腊肠趾表现(箭头处)。

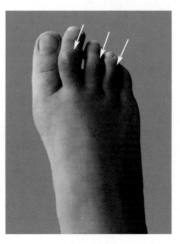

图4-5 足部受累临床表现(三)

图片提供者：胡学军(广东省肇庆市第一人民医院风湿免疫科)

(三) 肌腱端炎

肌腱端炎是 ReA 的常见症状之一。表现为肌腱在骨骼附着点局部的疼痛及压痛。以跟腱、足底肌腱、髌腱附着点及脊柱旁最易受累。重症患者可因局部疼痛使活动受限或出现肌肉废用性萎缩。

(四) 皮肤黏膜表现

皮肤黏膜病变在 ReA 比较常见，最具特征性的表现为手掌及足底皮肤角化征 (图 4 - 6)，这种皮肤损害以及在部分患者出现的指甲粗糙、增厚等可类似于银屑病的皮肤表现。主要见于淋球菌感染等性交后的 ReA，其他类型的 ReA 则很少出现。

ReA 患者还可出现漩涡状龟头炎 (图 4 - 7)、膀胱炎及前列腺炎，表现为尿频、尿急、尿痛及血尿等相应症状和体征。女性患者可出现宫颈炎及输卵管炎。

【病例 4 - 6】ReA 患者，男，24 岁。图 4 - 6 为足底皮肤角化征，ReA 的皮肤病表现在 HLA - B27 阳性患者中更常见。

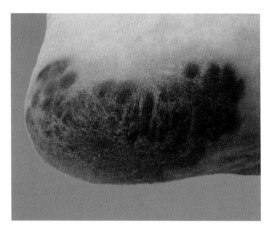

图 4 - 6　足底皮肤角化征临床表现

图片来源：Arthritis Rheumatology, 2009, 60(2)：625.

【病例 4 - 7】ReA 患者，男，35 岁。患者泌尿道感染，图 4 - 7 为阴囊溢脓性皮肤角化症。

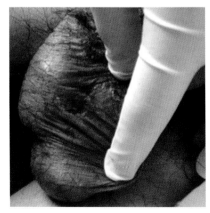 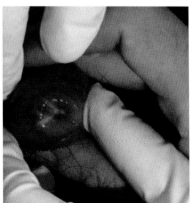 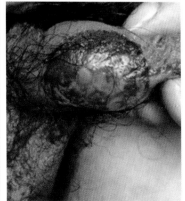

图 4 - 7　阴囊溢脓性皮肤角化症临床表现

图片提供者：刘志纯(苏州大学附属第二医院风湿免疫科)

结节性红斑(图4-8)仅见部分ReA患者,以耶尔森菌感染者为主。常见于女性、HAL-B27阴性及缺乏胃肠道症状的患者。临床研究发现,HLA-B27的表达可能与结节性红斑的发生无关。白塞病也可出现结节性红斑,此时需注意鉴别。白塞病的结节性红斑样皮损局限于下肢且常遗留色素沉着,皮损的组织学较特发性红斑或其他皮损血管炎表现更明显。

【病例4-8】耶尔森氏关节炎患者,图4-8为下肢结节性红斑。

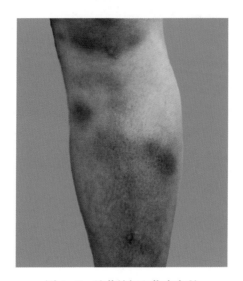

图4-8　结节性红斑临床表现

图片来源:Rheumatology,2015,112:934.

口腔溃疡是ReA的另一常见表现,多为一过性的浅表无痛性小溃疡,可发生于腭部、舌(图4-9)、口唇及颊黏膜。白塞病也可出现口腔溃疡(图4-10),此时需注意鉴别。白塞病的口腔溃疡是患者最为常见的临床表现,一般每年至少发作3次,多可见于舌、颊、唇、软腭、咽及扁桃体等处,常为多发且更为频繁地反复发作。口腔溃疡为圆形或卵圆形,中央基底部呈乳白色或黄色,周围有边缘较清晰的红晕,疼痛剧烈,于1~2周自行愈合,不留瘢痕。

【病例4-9】ReA患者,男,24岁。图4-9为口腔溃疡,可见地图舌。

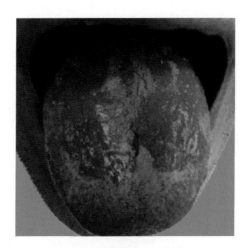

图4-9　口腔溃疡临床表现(一)

图片来源:Arthritis Rheumatology,2009,60(2):625.

【病例 4 - 10】白塞病患者,男,31 岁。图 4 - 10 为口腔溃疡。患者有 2 年复发性口腔和生殖器病变病史,单纯疱疹病毒和梅毒测试均为阴性。

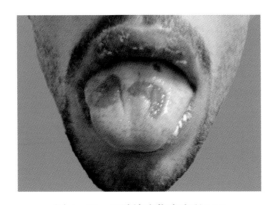

图 4 - 10 口腔溃疡临床表现(二)

图片来源:The New England Journal of Medicine,2019,380(6):e7.

(五)肠道表现

肠道感染为 ReA 的诱发因素之一。患者于发病前数天至数周可有腹泻史,部分病例在出现关节炎时仍有肠道症状。肠镜检查可见肠黏膜充血、糜烂或类似溃疡性结肠炎及克罗恩病样外观。患者的便培养多无细菌生长。

(六)泌尿道表现

患者可有尿频、尿急、尿痛等泌尿系感染的症状,且多发生于关节炎之前。但是,许多患者可无明显自觉症状。蛋白尿、镜下血尿或无菌性脓尿可见于约 50% 的性传播型 ReA,常常无症状。但一般无严重肾损害。肾小球肾炎和 IgA 肾病可见于少数患者。

(七)眼部表现

眼部损害在 ReA 常见。而且可以是本病的首发症状。患者可出现结膜炎、巩膜炎、角膜炎(病例 4 - 11),甚至角膜溃疡。此外,可有内眼炎如虹膜炎及虹膜睫状体炎。因此,可表现有畏光、流泪、眼痛、视力下降。出现眼损害的患者应常规行眼科检查,并予以相应的局部治疗,如可的松滴眼液点眼、散瞳等,以免出现永久性眼损害。

【病例 4 - 11】ReA 患者,男,24 岁。图 4 - 11 为角膜炎。

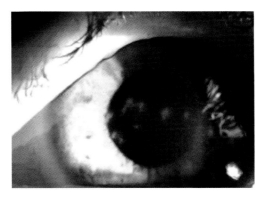

图 4 - 11 角膜炎临床表现

图片来源:Arthritis Rheumatology,2011,63(8):2522.

(八) 心血管表现

ReA 偶可引起心脏传导阻滞,主动脉关闭不全,中枢神经系统受累及渗出性胸膜炎。曾有 ReA 患者出现心脏传导阻滞,并安装心脏起搏器的报道。

(九) 其他表现

严重的系统性坏死性血管炎、血栓性浅表性静脉炎、紫癜、淀粉样变形、颅神经和周围神经病也是 ReA 患者少见的并发症。

四、实验室检查

实验室检查对 ReA 的诊断并无特异性。但对判断病情程度,评估预后及指导用药有一定意义。主要的实验室检查项目包括以下。

(一) 血液学

外周血白细胞计数、血小板、ESR、CRP 在急性期 ReA 可明显升高,在进入慢性期则可降至正常。慢性期患者可出现轻度正细胞性贫血。这些指标测定有助于 ReA 的诊断及鉴别诊断。

(二) 细菌学检查

中段尿、便培养以及咽拭子培养有助于发现 ReA 相关致病菌。但是,由于培养方法、细菌特性及取材时机不同,常出现阴性培养结果。因此,测定血清中抗细菌及菌体蛋白质抗体对鉴定细菌类型十分重要。目前,在 ReA 的诊断中,可进行常规抗体检测的微生物包括沙门菌、耶尔森菌、弯曲菌、衣原体、淋球菌、伯氏疏螺旋体及乙型溶血性链球菌。此外,以检测衣原体及病毒的方法在 ReA 诊断中也很有意义。

(三) HLA-B27 测定

多数 ReA 患者 HLA-B27 阳性,HLA-B27 阳性对 ReA 的诊断、病情判断乃至预后评估有一定的参考意义。但是,HLA-B27 检测阴性不能除外 ReA。

(四) 自身抗体及免疫球蛋白

ReA 患者的类风湿因子及抗核抗体均阴性,而血清免疫球蛋白 IgA 升高,补体 C3、C4 水平升高。

(五) 关节液检查

关节液检查对 ReA 诊断及与其他类型关节炎的鉴别具有重要意义。ReA 滑液可见白细胞及淋巴细胞增高,白细胞计数通常在 $(5\sim50)\times10^9/L$,以分叶核中性粒细胞为主。滑液轻度浑浊,黏度降低。总蛋白和补体水平升高,葡萄糖水平无显著变化。

五、影像学检查

ReA 影像学改变一般为关节周围软组织肿胀或有轻度骨质疏松。在肌腱附着点可有骨质增生表现。部分慢性 ReA 可发生关节面骨质侵蚀、骶髂关节炎或脊柱炎。最具特征性的受累部位包括足小关节、跟骨、踝关节及膝关节,中轴受累部位包括骶髂关节、脊柱、耻骨联合和胸肋关节、胸锁关节等。炎症部位非对称性的骨化是具有诊断价值的放射学特征。肌腱附着点特别是在跟腱、足底肌腱和筋膜处可见骨膜反应和骨侵蚀。非对称性椎旁逗号样骨化是 ReA 独特的影像学发现,多累及下 3 胸椎和上 3 腰椎,椎体方形变不常见。

骶髂关节炎多为非对称性,而脊柱炎可发生于脊柱的任何部位,不一定呈上升性。骨质增生或骨赘并非形成于椎体两侧,而在椎体中部。这些特征与 AS 不同,但少数病例可发展为 AS。

MRI 检查的敏感性高于常规 X 线片,有助于发现滑囊炎、滑膜炎、肌腱端炎、关节腔积液及关节面下骨髓水肿等。

超声检查在关节炎早期便能发现关节积液或滑膜增生,同时能发现早期跟腱和肌腱病变,有利于早期诊治,并可以作为对疗效和疾病进展评估的可靠手段。

六、诊断

ReA 的诊断主要靠病史及临床特点。实验室及影像学异常对诊断有参考意义,但不具特异性。对于起病较急的非对称性下肢关节炎应首先考虑 ReA 的可能,若结合患者前驱感染史,并排除其他关节炎,一般可确定诊断。临床上,除关节炎的特点外,需注意患者有无黏膜皮肤损害、指甲病变、眼炎及内脏受累。

1996 年,国际 ReA 工作组提出的分类标准对本病的诊断标准有一定意义,需同时符合以下 3 条。

(1) 典型的外周关节炎:以下肢为主的非对称性少关节炎。

(2) 前驱感染的证据:①前 4 周有临床典型的腹泻或尿道炎(实验室检查阳性有助于诊断,但并非必要条件);②如果无感染的临床症状,则必须有感染的实验室证据。

(3) 排除引起单或寡关节炎的其他原因,如其他脊柱关节炎、感染性关节炎、莱姆病以及链球菌 ReA 等。

1999 年,Pacheco-Tena 等在系统查阅文献的基础上提出 ReA 的诊断标准(表 4 - 3)。

表 4 - 3　ReA 诊断标准(1999 年)

主要标准	(1) 关节炎伴以下 3 个特点中的 2 点 　1) 不对称性 　2) 单关节炎或寡关节炎 　3) 下肢关节受累 (2) 前驱感染症状,伴以下 1 或 2 个表现 　1) 肠炎(在关节炎出现前的 3 日～6 周,腹泻至少 1 日) 　2) 尿道炎(在关节炎出现前的 3 日～6 周,排尿困难或尿痛至少 1 日)
次要标准	至少符合以下 1 条 (1) 感染证据 　1) 尿液连接酶反应阳性,或尿道或宫颈拭子查到衣原体 　2) 肠道病原体相关的反应性关节炎,大便培养阳性 (2) 持续性关节腔滑膜感染的证据(免疫组化或 PCR 检测衣原体阳性)
诊断	(1) 肯定是反应性关节炎:符合 2 条主要标准和 1 条次要标准 (2) 很可能是反应性关节炎:符合 2 条主要标准,或 1 条主要标准和 1～2 条次要标准

七、鉴别诊断

依据病史及临床特点，ReA 的诊断并不困难，但对不典型及慢性病例，需注意与其他关节病的鉴别。

（一）强直性脊柱炎

本病多为缓慢起病，以下腰背部疼痛为主，可呈上行性。患者可伴有非对称性下肢大关节疼痛或肿胀，以髋、膝、踝关节常见，亦可累及上肢关节。AS 的腰背疼痛及关节炎病程缓慢，与 ReA 的急性过程不同。此外，AS 的骶髂关节炎多呈对称性，脊柱受累为上行性。尽管本病亦可出现眼炎、皮肤黏膜损害及 HLA - B27 阳性等，但根据病程、临床表现及骶髂关节炎的特点不难与 ReA 鉴别。

（二）未分化脊柱关节炎

未分化脊柱关节炎具有脊柱关节炎的临床或实验室特征，但不符合某一种疾病的诊断。本病可能为某种脊柱关节炎的早期，也可能是独立的疾病。患者可有腰背部疼痛，或有髋、膝、踝等个别关节的肿痛。X 线检查可示轻度骶髂关节改变。患者的 HLA - B27 测定可呈阳性。但根据病史、临床特点不符合 ReA 及 AS 等脊柱关节炎的诊断。对此类患者应注意随访，观察其病情演变过程，以给予及时治疗。

（三）化脓性关节炎

化脓性关节炎为关节腔本身的感染所致。一般发病较急，往往为单关节受累，表现为关节局部红、肿、热、痛，可类似 ReA。但是，本病多有身体其他部位感染如败血症表现。关节穿刺为脓性关节液，血常规检查示白细胞、中性粒细胞增高等。无眼炎、皮肤黏膜损害及骶髂关节炎等。抗感染治疗有效。注意病史及关节炎特点，并结合关节穿刺等辅助检查，一般不难诊断。

（四）结核风湿症

结核病为本病的病理学基础。发病与肠道、泌尿生殖道前驱感染无关。患者可有午后低热、盗汗及乏力等全身症状。结核菌素试验、抗结核抗体测定可呈阳性。膝、踝、肩及肘等全身关节均可受累，且常伴有结节性红斑。本病经抗结核治疗有效。

（五）痛风性关节炎

急性痛风性关节炎发作可类似 ReA。但是，前者的发作常与饮食及劳累等有关，受累关节疼痛剧烈，皮肤呈暗红色，数日内可自行缓解。本病与肠道或泌尿系感染无关，无眼炎、骶髂关节炎、HLA - B27 阳性等特点。血尿酸水平增高见于大多数患者。降尿酸治疗有效。根据病史、临床及实验室特点不难与 ReA 鉴别。

（六）银屑病关节炎

ReA 主要与银屑病关节炎的非对称性少关节炎型相鉴别。

（七）炎性肠病性关节炎

本病除可有类似 ReA 的急性非对称性少关节炎外，还可伴有明确的肠道症状，如反复腹痛、脓血便和里急后重等,纤维结肠镜检查可明确 CD 或 UC 的诊断。

(八) 白塞病

该病的关节炎极易被误诊,主要表现为间歇性、不对称性、单关节炎或寡关节炎发作,但常较轻。该病的基本病变为血管炎,全身大小动静脉均可受累,有反复口腔黏膜,生殖器溃疡伴眼炎。有较为特异的皮肤损害。如假性毛囊炎、痤疮、针刺反应和结节性红斑等,可有动脉栓塞和静脉血栓形成。

八、预后

大多数 ReA 患者的预后较好。病程多在数周至数月。经及时治疗,患者一般可完全恢复,但本病有复发倾向。肠道、泌尿生殖道及呼吸道感染是复发的直接诱因。

部分患者在病情缓解后仍可出现间断性腹泻或腹部不适长达数月,甚至更久。肌腱炎及肌腱端病严重者可引起局部骨质疏松或骨质增生。但本病很少导致破坏性关节病变。有研究人员对 100 例志贺痢疾杆菌后 ReA 随访 20 年,无 1 例继发类风湿关节炎。而另一项对 60 例 ReA 的随访观察发现有 1 例类风湿关节炎确诊。目前,对于 ReA 与类风湿关节炎关系的研究较少。此外,临床研究发现个别 ReA 可演变为 AS。

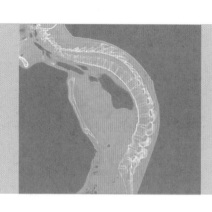

第五章 炎性肠病性关节炎

炎性肠病性关节炎(inflammatory bowel disease arthritis,IBDA)是一种特发性、慢性炎症性肠病(inflammatory bowel disease,IBD)所导致的关节损害,IBD 主要包括克罗恩病(Crohn disease,CD)和溃疡性结肠炎(ulcerative colitis,UC)。临床上,IBD 患者会表现为反复腹痛、腹泻、黏液血便,甚至出现各种全身并发症如视物模糊、关节疼痛及皮疹等。IBD 常见的肠外表现为关节、皮肤、眼睛及口腔损害,其中关节是 IBD 最常见的关节外表现,研究表明 16%~33% IBD 患者关节受累,包括中轴关节受累及外周关节受累。

一、流行病学

任何年龄均可发病;以青、壮年为多,30~50 岁为发病高峰;女性高于男性,男女发病之比为(1.4~2.3):1。目前,IBD 在我国日趋多发,其他发展中国家 IBD 的患病率也呈增长趋势。

二、发病机制

IBDA 发病机制尚不十分清楚,已有证据显示多因素参与 IBDA 的发病。

(一)遗传学机制

遗传因素是重要的易感因子。研究显示 IBDA 具有高度遗传倾向,遗传因素在发病过程中起主导作用。涉及的遗传因素包括 *HLA-B27* 基因和 *HLA-B27* 以外的相关基因。而以 *HLA-B27* 基因与疾病的相关性最为显著。研究显示在 IBDA 患者中,HLA-B27 基因出现频率显著高于不伴有骨关节病变的 IBD 患者,与 IBD 伴骨关节病变具有相关性,提示 *HLA-B27* 基因是 IBDA 的遗传易感基因。

目前,已有研究证实,与 IBDA 相关的基因位点包括 HLA-B27、肿瘤坏死因子超家族 15、自噬体基因 ATG16L1 和 IL-23 等。遗传易感性导致抗原呈递异常、自我识别异常、产生针对结肠和结肠外组织的自身抗体等,最终使肠道通透性增加,分泌多种炎症因子,导致肠道和滑膜炎症。

还有一些调节免疫功能的基因如 *CARD9*、*IL-1R2*、*REL*、*SMAD3* 及 PRDM1。从生物学角度,基因组研究结果强调了 IBD 和传染病的共同易感性。需要注意的是,在病因中,遗传占 20%~25%,应该更多关注基因与基因、基因与环境之间的相互作用,这样有助于更好地了解 IBDA

的发病机制。

(二)免疫学机制

IBDA 患者关节滑膜出现微小血管增生,大量免疫细胞浸润,包括 $CD4^+$ 以及 $CD8^+$ 淋巴细胞和巨噬细胞等多种细胞。研究发现先天性免疫和获得性免疫应答的功能障碍均会导致 IBD 异常的肠道炎症反应,然后出现关节损伤。

(三)环境

环境因素在 IBD 的发病中起重要作用,但具体机制尚不明确。IBD 与吸烟、饮食、药物、地理环境、社会压力以及心理因素相关,其中吸烟是上述因素中被研究的最多的一个。近年来,研究发现维生素 D 的多方面作用也与 IBD 有关,许多 IBD 患者缺乏维生素 D。另外,压力如沮丧、焦虑等也可使 IBD 患者病情恶化。还有研究发现空气污染可能增加 IBD 发生风险,具体机制有待今后进一步研究。

(四)感染

目前,关于感染导致 IBD 的发病机制尚不清楚。研究发现 IBD 患者中存在肠道菌群失调及微生物区的稳定性比正常人低。IBD 患者尤其是 CD 患者,结肠黏附黏液层细菌明显增加,包括黏膜依赖型大肠杆菌持续增加而厚壁菌门减少。

感染可能是 IBDA 的一种诱发因素,病原体如细菌、内毒素、过敏原等激活炎症级联反应导致致炎因子如 TNF - α、IL - 12、IL - 23 等释放,最终造成肠黏膜炎症和滑膜损伤。

(五)肠道通透性

肠道通透性的增加已被证实是发病机制中的重要因素。从 IBD 患者肠腔内获取的细菌可以被 IgG 抗体以及分泌型 IgA 和分泌型 IgM 结合。由于炎症性黏膜外漏的增加使得补体结合 IgG 外移增加,这可引发炎症,反过来进一步增加肠道通透性。CD 和 UC,对于细菌产生的免疫反应的增强和变化是不同的。这些差异在发病机制中的作用仍不清楚。IBD 患者肠道通透性的增加已被发现多年,其中部分是由于遗传的影响。研究显示尽管 CD 患者亲属的基础通透性是正常的,但在摄入乙酰水杨酸后肠道通透性异常增加。环境因素对通透性的影响部分可能是由细菌内毒素介导的。对大鼠肠道的一个体外灌注研究显示,是浆液而不是黏膜变化损害了黏膜屏障,吸收的细菌物质可加重已有损害。

三、临床表现

(一)外周关节受累

研究显示 $10\%\sim30\%$ IBDA 患者发生外周关节炎,CD 略多于 UC。关节炎常常是非破坏性的和可逆性的,但也可以发生侵蚀性破坏。CD 有脓毒性髋关节炎的报道,表现为关节被迅速破坏,需要手术治疗,关节症状趋向与肠病活动一致,但在 CD 却不一定。半数 UC 患者全结肠切除与关节炎的缓解相关,但是与之矛盾的是手术后也有关节炎发生。外周关节病变被分为两型。一型是寡关节炎型或 1 型($\leqslant 5$ 个关节);另一型是多关节炎型或 2 型(>5 个关节)。最常受累的关节依次为足跖趾关节、近端趾间关节、膝关节和踝关节。肩关节受累在 UC 更常见,而关节受累两者明显相似。多数 1 型患者呈急性发病,多在 6 周内缓解,而 2 型患者病情常持续。

(二)中轴关节受累

10%～20% IBDA 患者会出现脊柱受累,可以无症状,也可以先于 IBD 的发生或在其后出现。与 AS 不同的是,它们并无性别差异。IBD 的脊柱受累与典型 AS 相似,甚至完全相同。一项回顾性研究显示,肠病患者的病变轻,椎体方形变更多,但绝大多数的放射学表现并无显著差异。脊柱受累的症状表现,并不随肠道疾病的活动而变化。骶髂关节炎常无症状,并与 HLA - B27 无显著相关性,与 AS 相关的 IBD 其 HLA - B27 阳性率为 50%～70%。

(三)肠道表现

CD 患者的胃肠道受累包括因痉挛、便秘、部分或完全性肠梗阻引起的脐周、腹右下 1/4 绞痛,并伴有腹泻、恶心、呕吐、发热、食欲缺乏和体重减轻。若溃疡病变穿孔至肠外组织或器官,可形成瘘管。UC 患者为下腹或腹左下 1/4 痉挛性疼痛,较轻,有疼痛—便意—便后缓解的规律。因炎症刺激使肠蠕动增加及肠腔水、钠吸收障碍。可产生脱水和电解质失衡的复发性黏液脓血性腹泻。UC 通常只影响肠壁内层,而 CD 可累及肠壁所有层。

(四)皮肤黏膜表现

CD 的皮肤黏膜表现可见口腔溃疡、牙龈增生(图 5 - 1),IBD 可见坏疽性脓皮病和结节性红斑,均与结肠病变的活动性相关。有时皮肤病变可在结肠炎症之前出现。CD、UC 患者可见结节性红斑(图 5 - 2)、角质斑块及毛细血管扩张(图 5 - 2)、坏疽性脓皮病(图 5 - 3)、溃疡(图 5 - 4)甚至坏疽(图 5 - 5)。结节性红斑表现为疼痛、皮肤敏感的红斑样或紫色结节,最常见于下肢,病变呈多发性,可发生于任何肢体。坏疽性脓皮病比较严重,可出现坏死性溃疡,甚至坏疽。有时其与肠道炎症不一致,典型病变发生于下肢,但也可见于身体任何部位。

【病例 5 - 1】CD 患者,男,13 岁。图 5 - 1 为口腔内检查发现牙龈增生(A)、黏膜可见裂隙样软组织,组织病理学检查可见肉芽肿性炎症(B)。

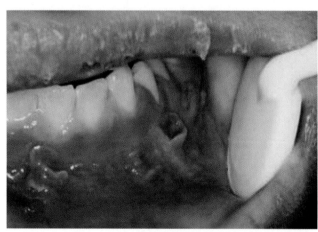 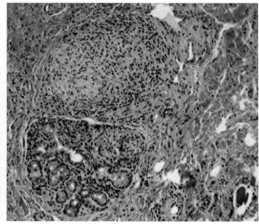

(A) 口腔裂隙样软组织　　　　　　　　　　(B) 肉芽肿性炎症

图 5 - 1　皮肤黏膜表现(一)

图片来源:The New England Journal of Medicine,2015,373(13):1250.

【**病例5-2**】CD患者,图5-2为右颊部角质斑块及毛细血管扩张(A),左侧臀部结节性红斑(B)。

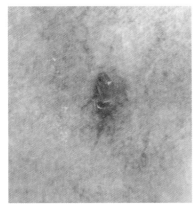 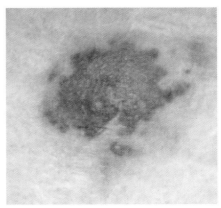

(A)角质斑块及毛细血管扩张   (B)结节性红斑

图5-2 皮肤黏膜表现(二)

图片来源:The Journal of American Medical Association Dermatology,2014,150(2):177-181.

【**病例5-3**】CD合并坏疽性脓皮病患者,女,24岁。图5-3为下肢坏疽性脓皮病,中心为溃疡和坏疽,边缘有红斑。

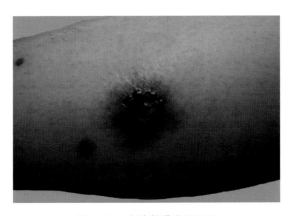

图5-3 皮肤黏膜表现(三)

图片来源:Rheumatology International,2011,31:525-527.

【**病例5-4**】CD患者,图5-5为下肢坏疽。

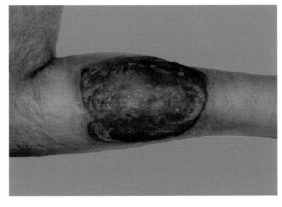

图5-4 皮肤黏膜表现(五)

图片来源:World Journal of Gastroenterology,2006,12:4819-4831.

【病例5-5】UC患者,男,71岁。图5-4为左侧胸部溃疡(A)和下肢溃疡(B)。

患者有5年糖皮质激素依赖性UC病史,就诊时发现左侧胸部和下肢溃疡。坏疽性脓皮病是一种溃疡性皮肤炎症性疾病,可能与潜在的全身性疾病有关,如UC。该病是仅次于结节性红斑的第二常见的炎症性肠病皮肤病表现。

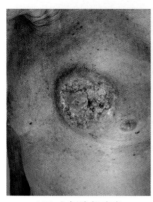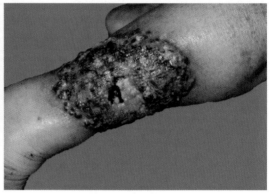

| (A) 左侧胸部溃疡 | (B) 腿部溃疡 |

图5-5　皮肤黏膜表现(四)

图片来源: The New England Journal of Medicine, 2018,379: e7.

(五)眼部表现

IBD眼部疾病的发生率为1.9%~11.8%,最常见的眼部表现是巩膜外层炎、前葡萄膜炎、角膜炎和巩膜炎。伴有关节炎和其他肠外病变如贫血、皮肤损伤、口腔溃疡的CD或UC更易患眼病。CD患者中,伴有结肠炎或回结肠炎的患者比仅有小肠病变的患者更易发生眼病。眼病可在肠病之前发生,但多数是在结肠炎恶化时出现。

(六)全身表现

全身性表现,包括失血或失蛋白引起的贫血、肝胆并发症、血栓性静脉炎等。生殖泌尿系异常如肾结石是IBD的常见表现。CD形成的瘘管常有膀胱炎,炎症性包块机械性压迫导致输尿管阻塞等,IBD患者还可发生骨质疏松和骨软化等代谢性疾病。

四、实验室检查

(1) 血常规及血沉:由于失血或骨髓抑制,以及叶酸或维生素 B_{12} 吸收不良,可引起贫血。不同程度的白细胞增多和血沉增速,可反映出病变的活动和炎症程度。

(2) 生化学检查:血清 α_2 球蛋白升高。腹泻明显者常见低钾、低镁血症。低钙血症是由于广泛肠黏膜受累和维生素D吸收不良造成的。低蛋白血症是由蛋白质漏出而引起的。十二指肠液检查甘氨酸和牛磺酸含量比值增高,提示末端回肠病变广泛。血清溶菌酶能反映出活动性肉芽肿的炎症程度,其正常值为 5 mg/L,本病则在 10 mg/L 以上,可用以判断病期活动性及观察治疗效果。

(3) 免疫学检查:类风湿因子、狼疮细胞均为阴性,HLA-B27阳性者易发生周围关节炎或者AS,血清 IgA 示预后良好。

五、影像学表现

IBDA 患者 X 线片可见软组织肿胀、近关节面轻度骨质疏松,偶有骨膜反应和骨侵蚀。骶髂关节炎表现类似 AS,骶髂关节还可见骨髓水肿、骶髂关节骨侵蚀和硬化。钡餐检查示黏膜粗乱或颗粒样改变;肠管短缩,袋囊消失呈铅管样;肠管边缘呈现毛刺样或锯齿状,肠壁可见多发性小充盈缺损,小肠积气(图 5 - 6)等。

【病例 5 - 6】CD 患者,女,44 岁。图 5 - 6 为腹部 X 线片示多处小肠积气扩张(黄箭头处)和气液平(红箭头处)。

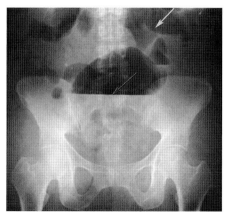
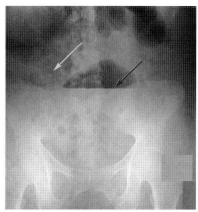

图 5 - 6 腹部 X 线片

图片来源:The New England Journal of Medicine,2013,368(7):663.

CT 分辨力高,可以排除骶髂关节结构复杂和盆腔内结构的干扰。有利于发现骶髂关节轻微病变,适于早期诊断。IBDA 的脊柱受累多呈节段性融合,非对称性,常见边缘骨桥形成。CT 可观察整个肠道及其周围组织的病变情况(图 5 - 7、5 - 8),对确定是否有肠道增厚且相互分隔的肠襻,而且与腹腔内脓肿进行鉴别诊断有一定价值。

【病例 5 - 7】UC 患者,男,20 岁。图 5 - 7 为腹部 CT 示严重的横结肠扩张(箭头处)及游离空气。

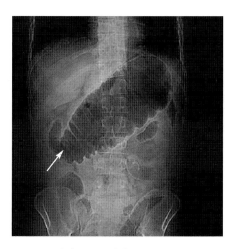

图 5 - 7 腹部 CT(一)

图片来源:The New England Journal of Medicine,2010,362(7):635.

【病例 5-8】CD 患者,女,44 岁。图 5-8 为腹部 CT 示 9 cm×10 cm×18 cm 肠系膜脓肿,出现气液平(C,红箭头处)以及小肠襻(C,白箭头处)。

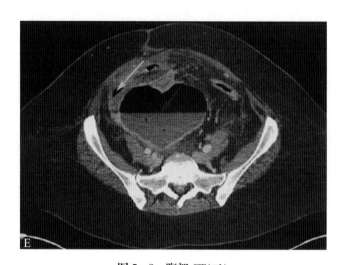

图 5-8　腹部 CT(二)
图片来源：The New England Journal of Medicine, 2013,368(7)：663.

MRI 对软组织病变尤其是软骨的分辨力更高,所以能比 CT 更早发现骶髂关节炎(图 5-9、5-10)及关节周围软组织肿胀、硬化、骨髓水肿(图 5-11)和脂肪沉积。骶髂关节周围软组织肿胀信号,不仅是诊断骶髂关节炎的重要征象,且可作为判断病变是否活动期的影像学指标。另外,MRI 也可见其他表现如髋关节受累(图 5-12)、肠道狭窄(图 5-13)等。

【病例 5-9】CD 合并 AS 患者,男,30 岁。图 5-9 为 MRI 示骶髂关节炎(箭头处)。

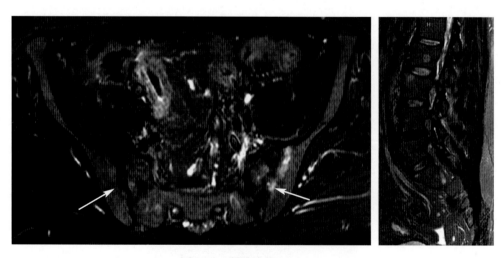

图 5-9　骶髂关节 MRI(一)
图片来源：Annals of the Rheumatic Diseases, 2017,76：878-881.

【病例5-10】CD患者,男,50岁。图5-10为MRI示双侧骶髂关节炎(箭头处)。

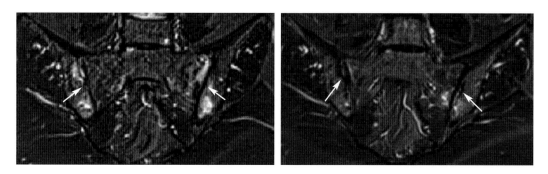

图5-10　骶髂关节MRI(二)

图片来源:Annals of the Rheumatic Diseases,2017,76:878-881.

【病例5-11】IBD患者,图5-11为MRI示隐匿性骶髂关节炎,骨侵蚀(长箭头处)以及骶髂关节骨髓水肿(短箭头处)。

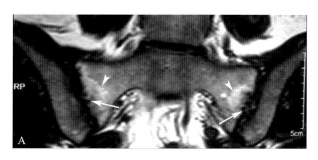

图5-11　骶髂关节MRI(三)

图片来源:Clinical Rheumatology,2016,35:281-289.

【病例5-12】CD患者,男,29岁。图5-12为MRI示髋关节股骨颈溶解,滑膜、软组织(黑箭头处)及皮肤(白细箭头处)增强,髋臼脓肿(白粗箭头处)形成。

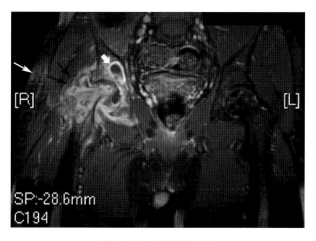

图5-12　髋关节MRI

图片来源:Joint Bone Spine,2009,76(1):107-108.

【病例5-13】CD患者,图5-13为腹部MRI(A)示回肠末端狭窄,附超声(B)示肠道狭窄。

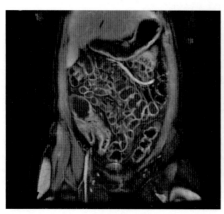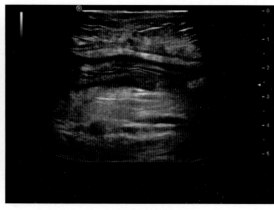

(A) 腹部 MRI   (B) 超声表现

图 5 - 13 腹部 MRI 及超声

图片来源：Lancet,2012,380：1590 - 1605.

结肠镜检查显示 IBDA 患者肠道病变多发生于直肠部位,且呈现出连续性、弥漫性分布。可表现为黏膜血管纹理模糊和紊乱,肠黏膜消失、水肿、充血、出血、易脆、肠道狭窄、小肠积气以及伴脓性分泌物(图 5 - 14),并常见黏膜粗糙,呈细颗粒状。缓解期患者可见结肠袋囊变浅、变钝甚至消失,或出现假息肉及桥型黏膜等。明显病变处可见弥漫性多发性溃疡或糜烂(图 5 - 15),肠镜可同时取活检行病理检查(图 5 - 16),以早期诊断。

【**病例 5 - 14**】UC 患者,男,18 岁。图 5 - 14 为肠镜示弥漫性、多发性糜烂,形状不规则、大小不一、深浅不同的多发溃疡,伴充血、水肿,附有脓性分泌物,可见假息肉形成。

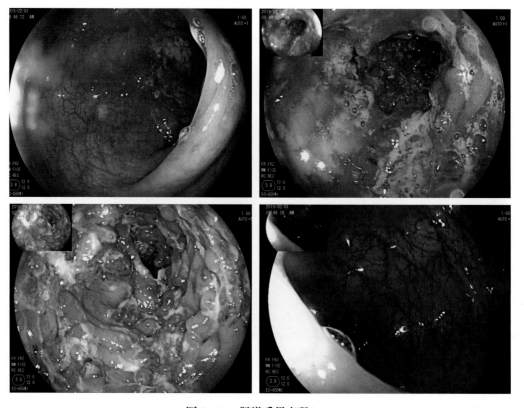

图 5 - 14 肠道受累表现(一)

图片提供者：史晓飞、武新峰(河南科技大学第一附属医院风湿免疫科)

【病例5-15】UC患者,图5-15为UC的梅奥内镜评分,(A)0分=正常,内镜下缓解;(B)1分=轻度,血管纹理模糊,血管脆性增加;(C)2分=中等,出现明显红斑,无血管纹,糜烂;(D)3分=严重,出现自发性出血,溃疡。

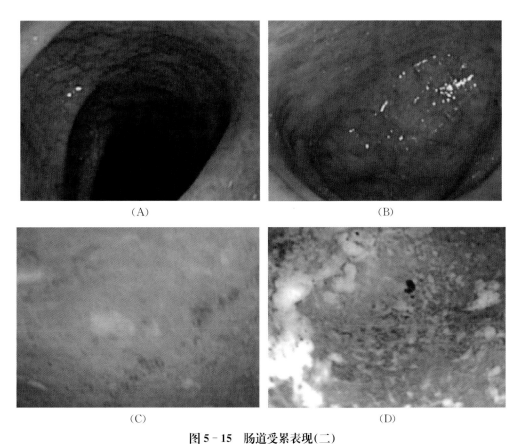

（A）　　　　　　　　　　　（B）

（C）　　　　　　　　　　　（D）

图5-15　肠道受累表现(二)

图片来源：Lancet,2012,380：1606-1619.

【病例5-16】UC患者,男,20岁。图5-16为手术标本(A)可见平行线样溃疡,病理学表现(B)可见隐窝脓肿、淋巴细胞浸润、隐窝结构改变,未见肉芽肿,深部溃疡延伸至固有肌层。

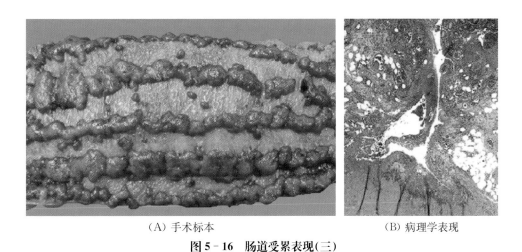

（A）手术标本　　　　　　　　　　　（B）病理学表现

图5-16　肠道受累表现(三)

图片来源：The New England Journal of Medicine,2010,362(7)：635.

六、诊断

目前,尚无统一的 IBDA 的诊断指标,因为其所伴发的关节炎往往无特殊的诊断价值,因而只有在确诊有 UC 或 CD 以后,才能够根据其所伴随的脊柱炎症表现和(或)外周关节炎来诊断 IBDA。而对于关节炎或脊柱炎表现先于肠道炎症表现,IBD 未确诊以前是无法诊断 IBDA 的。值得注意的是,IBD 伴有的关节炎相对较轻,患者常常是因为肠道表现而就诊于消化科,而消化科医生往往只注意患者消化系统的问题,而忽略关节病变,使得 IBDA 长期得不到诊断。因此,对于有关节炎表现或关节炎患者出现肠道症状的 IBD 患者,需经消化专科和风湿病专科共同诊治,才能防止误诊或漏诊。

七、鉴别诊断

(一)腹泻为突出表现的疾病

1. **急性胃肠炎** 往往有诱因,如进食生冷食物或不洁食物,有季节性,发病呈急性,恶心、呕吐更突出,腹泻继而出现,多呈水样,抗生素治疗有效,病程短而多无关节症状有助于与 UC 和 CD 的表现相鉴别。

2. **细菌性痢疾** 多现于夏季,出现腹痛、腹泻、脓血便,大便可培养出致病菌,抗生素治疗有效,病程较短均有助于鉴别,应警惕继痢疾后出现的 ReA。

(二)关节病变为突出表现的疾病

1. **强直性脊柱炎** 多为年轻男性,以腰痛为突出表现,表现为夜间疼痛、休息疼痛、夜间翻身困难、晨起僵硬感、活动可缓解,部分患者可伴有外周关节表现,多以下肢为主,膝、髋关节受累最多,90% 以上的患者 HLA - B27 阳性,影像学有骶髂关节炎的改变。部分患者有肠道表现,如间断腹痛或腹泻,多较轻微。这类患者易被怀疑为 IBDA,但纤维肠镜检查肠道多为较轻的非特异性炎症改变,这点最有助于鉴别。另外,有少数 IBDA 患者可出现典型的 AS 表现,甚至一直被诊断为 AS,当出现肠道表现,行纤维肠镜检查后才确诊为 UC 或 CD。

2. **反应性关节炎** 多为年轻男性,在腹泻、泌尿生殖道或呼吸道感染后 3 天～1 个月后,出现以下肢为主的关节炎,多累及膝、踝关节,并可伴有结膜炎或虹膜炎、足跟痛或腊肠指/趾,80% 左右的患者 HLA - B27 阳性,部分患者可出现骶髂关节炎。在关节炎表现突出时,肠道、泌尿道症状多已消失。这些特点均有助于与 UC 和 CD 相鉴别。

3. **白塞病** 患者多有突出的口腔溃疡、外阴溃疡并伴有色素膜炎、针刺脓疱疹、关节痛/关节炎、静脉炎等表现,对于有白塞病的典型表现者常常不难诊断和鉴别,但对于白塞病患者以消化道表现为突出的腹痛、腹泻及血便,而又无肯定的针刺反应时与 CD 或 UC 难以鉴别,因为 UC 和 CD 同样会出现与白塞病一样的口腔溃疡、外阴溃疡及色素膜炎,但白塞病的口腔溃疡和外阴溃疡疼痛剧烈,而 UC 和 CD 的溃疡疼痛较轻,最重要的区别是肠镜下的改变和病理学的不同,白塞病的本质是血管炎;UC 表现为黏膜广泛的炎症;而 CD 是一种肉芽肿性改变。

八、预后

2/3 以上的急性患者在发作消退后不留痕迹。急重症患者可在数天内死亡。典型慢性患者可呈慢性间歇性发展,其危险性随病程的延长而增加。内科治疗缓解率有限,病变不可能完全消失。能维持健康状态者仅占 10%～20%。有的患者尽管临床表现近似健康人,但疾病仍在发展,而且多有一种或几种并发症。手术复发率高,5～10 年内可有 50%～80%患者可复发。CD 患者的结肠癌发生率比一般人高约 20 倍,小肠癌发生率约为 0.3%。CD 病死率约为 10%,死亡原因多为腹膜炎和脓毒血症。

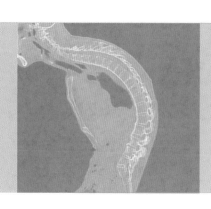

第六章 未分化脊柱关节炎

未分化脊柱关节炎（undifferentiated spondyloarthritis，uSpA）既往曾称未分化脊柱关节病（spondyloarthropathy），是指满足脊柱关节炎的分类标准，但又不满足 ReA、AS、PsA 及 IBDA 等分类标准的一种临床亚型。

uSpA 也许并不是单一疾病，也不是一种综合征，而是一组症状谱，一个临时诊断。它可以是某一肯定脊柱关节炎如 AS、PsA 等的早期表现，随时间的推移而逐渐表现出某一肯定脊柱关节炎的特点，因而对 uSpA 患者的随访非常重要，这样既能观察转归，又能调整治疗方案。

一、流行病学

起病多隐匿，男女均可受累，但以男性多发，发病年龄多在 16～23 岁，由于女性病变较轻，受累关节少，其平均发病年龄较男性稍高。

二、发病机制

脊柱关节炎具有许多共同的表现，如肌腱端病、骶髂关节炎和携带 *HLA - B27* 基因等。骶髂关节和肌腱端受累是研究的主要内容，而感染病原菌和 *HLA - B27* 基因是研究其发病的重要线索。对脊柱关节炎研究的结果主要来自对 AS 的研究。AS 是脊柱关节炎的原型。对 AS 家系、双生子、易感基因的筛选的研究，有助于增加对脊柱关节炎发病机制的理解。这些研究表明，AS 主要是遗传致病，环境因素如感染仅起非常小的作用，因为感染是普遍存在的。尽管 *HLA - B27* 是一个主要基因，但在 MHC 区的其他基因也参与发病，包括 *HLA - B27* 在内的全部 MHC 区基因，它们在整个遗传中的作用不足 30%。因此，MHC 区外的多基因有重要作用，而且仍未被识别。

尽管 uSpA 几乎像 AS 一样常见，但是对 uSpA 的研究并不多。除 AS 和 PsA 以外，对脊柱关节炎发病机制研究最多的是 ReA。关于 ReA 的致病菌已确定，解释病原菌诱导自身免疫的理论也非常多，对 ReA 发病机制的研究也有助于对脊柱关节炎发病机制的理解。

另外，各种动物模型的建立如 *HLA - B27* 转基因鼠、CD4 分子敲除鼠和 MHC Ⅱ 类抗原敲除鼠，也为揭示脊柱关节炎的发病机制提供了重要依据。研究脊柱关节炎的发病机制需要对致病基因进行识别和对 *HLA - B27* 在细胞生物学及免疫反应中的作用有所了解。uSpA 发病机制也许与 AS 相似，只是导致发病的某个或某些致病基因的差异，从而引发临床表现的差异。

三、临床表现

(一) 关节表现

与其他脊柱关节炎表现类似,发病类型多种多样,关节炎可以急性发作如 ReA;可以隐袭起病,多为单或寡关节,也有多关节受累,多为下肢非对称;以关节炎为首发症状,或以炎性腰背痛、臀区疼痛起病,少数患者以足跟疼痛为首发表现;也有患者在关节炎发作前已有眼炎反复发作。

临床上,关节僵硬和疼痛是主要的早期症状,膝、踝、足是最常受累的关节,常呈非对称分布。典型表现是只有几个关节受累,偶尔有腕关节作为首发关节起病。关节炎症通常较轻,更多表现为关节疼痛、僵硬和活动受限,严重肿胀少见。但膝关节可明显肿胀,伴有大量炎性关节积液,在病程早期就可出现腘窝囊肿。

uSpA 与 ReA、PsA 一样,最具特征性的表现是肌腱端病。炎症侵犯的主要部位是肌腱端处,而非关节的滑膜。炎症侵及手足指/趾时,受累的手、足指/趾可见关节肿大(图 6 - 1),指炎(图 6 - 2),也可见弥漫肿胀,形似腊肠,即腊肠指/趾,这是与类风湿关节炎明显不同的特征表现。类风湿关节炎炎症部位在关节的滑膜,一般不累及肌腱的腱鞘。在踝关节,慢性肌腱端病可引起足跟部的肿胀和疼痛。炎症侵及跟腱(图 6 - 3)和跖底筋膜近骨处,可逐渐出现跟骨骨刺及跟骨骨赘,其他可受累的关节有耻骨联合、胸骨柄、肩、肘及髋关节,也可发生胸锁关节(图 6 - 4)肿大。

【病例 6 - 1】uSpA 患者,男,40 岁。图 6 - 1 为左手示指、无名指近端指间关节肿大(箭头处)。

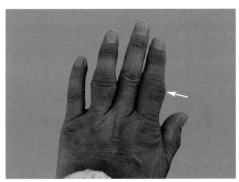
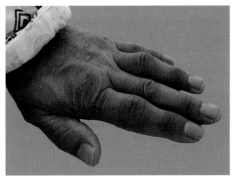

图 6 - 1　uSpA 患者关节表现(一)

图片提供者:白玛(华中科技大学同济医学院附属同济医院风湿免疫科)

【病例 6 - 2】uSpA 患者,图 6 - 2 为右中指指炎(箭头处)。

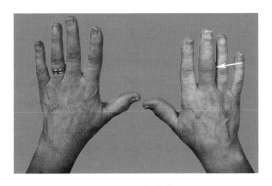

图 6 - 2　uSpA 患者关节表现(二)

图片来源:KELLEY's Textbook of Rheumatology,2013,76:1225.

【病例6-3】uSpA患者,图6-3为右足跟腱炎(箭头处)。

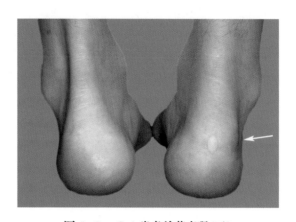

图6-3 uSpA患者关节表现(三)
图片来源:KELLEY Textbook of Rheumatology,2013,76:1225.

【病例6-4】uSpA患者,男,43岁。图6-4为右侧胸锁关节肿大。

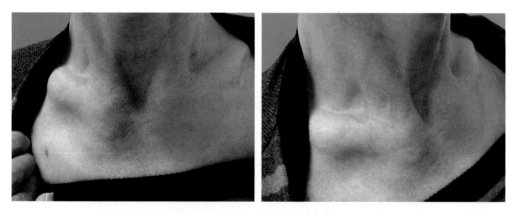

图6-4 uSpA患者关节表现(四)
图片提供者:董凌莉(华中科技大学同济医学院附属同济医院风湿免疫科)

腰痛也可是最早出现的症状。疼痛可放射到臀区和大腿部,并随卧床休息或不活动而加重。在此阶段脊柱的放射学表现是正常的。对于严重、慢性和反复发作的患者,脊柱是最主要的受累部位。病程早期的患者可出现胸痛,可能由肋间肌、胸肋关节、肋椎关节间的肌腱炎症引起。晚期患者则表现为背部、颈部的僵硬和活动度减小。

(二)关节外表现

uSpA可有其他脊柱关节炎伴随的各种关节外表现,如发热、口腔溃疡、结膜炎、虹膜炎、龟头溃疡、尿道炎、上肺纤维化、房室传导阻滞、主动脉反流等表现。而如有泌尿系、肠道感染则应考虑ReA,有UC和CD则应为IBDA。这些特征性关节外表现有助于疾病确诊。当有这些关节外表现时不应再诊断为uSpA。脊柱关节炎的关节外表现常是确诊各种脊柱关节炎及uSpA的重要依据。

四、实验室检查

急性炎症期可见炎症指标升高,如 ESR、CRP 和血小板计数升高,随病情的缓解,可降至正常。少数患者在急性关节炎期可有白细胞计数及中性粒细胞升高,慢性期可有正色素贫血。而抗核抗体及类风湿因子均为阴性,但个别患者的低滴度阳性不应作为排除诊断的诊断依据。滑液多是炎症性,WBC 在 $2 \times 10^9 /L$ 以上,而不超过 $100 \times 10^9 /L$。滑膜活检为非特异性炎症改变。HLA-B27 也与 uSpA 相关,但不是确诊的必要依据,HLA-B27 对评价预后、中轴疾病发生和预测虹膜炎有一定帮助。

五、影像学表现

关节 X 线检查是最常用的影像学方法,早期关节影像学仅显示软组织水肿,关节周围肿胀以及手指、足趾关节肿大或腊肠样外观。即使晚期脊柱关节炎也多无关节骨质侵蚀和破坏,可见跟骨以及肌腱附着处毛糙或骨刺。椎体、骨赘和竹节样改变则是 AS 晚期 X 线改变。

骶髂关节 X 线片可显示骶髂关节炎,也可以显示骶髂关节正常,或轻微改变,尚不能达到 1984 年修订的 AS 诊断标准,即双侧骶髂关节炎Ⅰ级或单侧Ⅱ级骶髂关节炎以下。注意应拍摄骶髂关节后前位片,而不应用骨盆片来观察骶髂关节改变。

CT 较 X 线片更为敏感和特异,能够较早地反映出关节骨质侵蚀及硬化。骨盆 X 线片可显示骨盆关节病变、关节间隙狭窄(图 6-5)、股骨头、髋臼边缘毛糙及周围骨质疏松。对于髋关节和骶髂关节,MRI 较 CT 更为敏感,可在无任何骨质改变时显示出滑膜、肌腱的水肿及浸润、骨髓水肿(图 6-6),最有意义的是显示软骨病变。

超声技术被用于脊柱关节炎的诊断及治疗,超声技术无创伤而又敏感,对于肌腱端炎、跖底筋膜炎及滑膜炎的诊断极有帮助,而且可以在超声引导下进行局部皮质激素注射。

【病例 6-5】uSpA 患者,女,54 岁。图 6-5 为骨盆 X 线片示骶髂关节间隙狭窄(箭头处)。

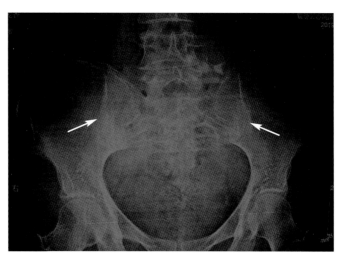

图 6-5　骶髂关节间隙狭窄 X 线片

图片提供者:王云萍(山西运城同心风湿病医院风湿科)

【病例6-6】uSpA患者，男，22岁。图6-6为患者治疗前后骶髂关节MRI对比。治疗前MRI示左侧骶髂关节明显骨髓水肿（A，箭头处），治疗5月后复查MRI示左侧骶髂关节骨髓水肿明显好转（B，箭头处）。

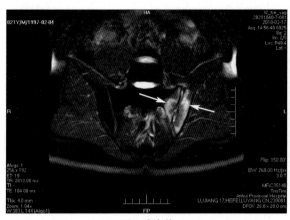 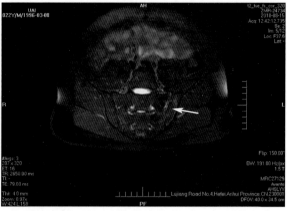

（A）治疗前 （B）治疗后

图6-6 骨髓水肿MRI

图片提供者：马艳（安徽省立医院风湿免疫科）

六、诊断

当前多采用ASAS 2019年脊柱关节炎分类标准（见第一章）。对于符合脊柱关节炎的分类标准，但又不能进一步分类为AS、ReA、PsA及IBDA等明确的脊柱关节炎类型，未能诊断为某种明确的脊柱关节炎的患者，可分类为uSpA。

七、鉴别诊断

（一）与其他脊柱关节炎的鉴别

1. 强直性脊柱炎 唯一鉴别点是符合1984年修订的强直性脊柱炎的诊断标准。

2. 反应性关节炎（包括赖特综合征） 关节炎发作前有泌尿道、呼吸道感染、溢脓性皮肤角化症及漩涡状龟头炎则是诊断反应性关节炎时的条件。

3. 银屑病关节炎 符合2006年的银屑病关节炎CASPAR分类标准、银屑病皮疹及指/趾甲改变以及银屑病家族史有助于鉴别。

4. 炎性肠病性关节炎 临床表现有UC或CD的客观证据，才可诊断此病。

（二）与其他疾病的鉴别

1. 类风湿关节炎 多为对称性多关节炎，部分患者类风湿因子阳性，伴晨僵，X线主要特点为骨质疏松和侵蚀囊变。而uSpA的下肢为主的关节炎、肌腱端病、炎性腰背痛、HLA-B27阳性及类风湿因子阴性有助于区别。

2. 感染性关节炎 急性发作的单关节炎，常为膝关节、踝关节或髋关节。有时与uSpA的急性发作难以区别。但滑液分析WBC$>100\times10^9$/L，培养阳性，抗生素治疗有效，是最有力的鉴别依据。另外，无肌腱端病等脊柱关节炎的关节外表现，HLA-B27阴性也有助于排除uSpA。

3. 痛风性关节炎　易见于青壮年男性,关节炎发作主要累及下肢,并多呈单关节,初始发作与 uSpA 有时难以鉴别,但发作突然,与饮酒、饮食相关,血尿酸高,秋水仙碱治疗有效,1 周左右自发缓解的特点均有助于与 uSpA 鉴别。

4. 弥漫性特发性骨肥厚　多见于老年男性,表现出腰背活动受限,X 线脊柱类似竹节样改变,无骶髂关节炎表现,也可能被误诊为不典型 AS 或 uSpA。但无腰背疼痛,尤其无炎性腰背痛、无肌腱端病、HLA‐B27 阴性有助于鉴别。

5. 代谢性骨病　如甲状旁腺功能亢进等因素导致的骨质疏松,可引起腰背疼痛及足跟痛,但其炎性指标正常而血清钙、磷异常,无外周关节炎,甲状旁腺激素升高、甲状腺包块等临床表现易于与 uSpA 鉴别。

八、预后

本病约 30% 患者最终会发展为 AS,HLA‐B27 阳性患者比例相对高。5%～10% 可发展为其他脊柱关节病,约 26% 有复发性少关节炎,其余患者不再进展。X 线异常出现在多年之后,如骶髂关节改变需 9～14 年,脊柱病变需 11～16 年。10 年追踪后确诊为 AS 的患者,大多数患者脊柱功能良好,总体预后佳。

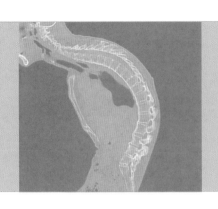

第七章　病例集锦

【病例 7 - 1】 HLA - B27 阴性中轴型脊柱关节炎病例 1 例

AS 患者,男,40 岁,因"腰背痛 18 年,再发加重伴发热 1 月"入院。患者自 22 岁起反复腰背痛,起初为臀区及下腰痛,夜间疼痛剧烈,可痛醒,白天活动后疼痛稍缓解,后逐渐出现全背部痛,不伴四肢关节疼痛,多次多处就诊,查 HLA - B27 阴性。

入院后查 ESR 54 mm/h、CRP 48.84 mg/L、HLA - B27(一)。图 7 - 1 骶髂关节 CT 示双侧骶髂关节面略毛糙(A,箭头处),呈毛刷样改变,右侧为著。胸椎 MRI 压脂序列示 T2、T3、T6～

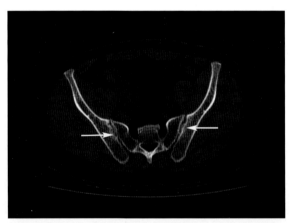

(A) 骶髂关节 CT

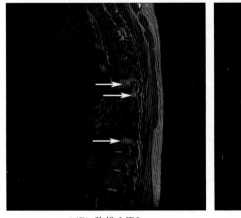

(B) 胸椎 MRI

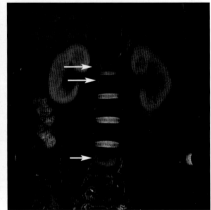

(C) 腰椎 MRI

图 7 - 1　病例 7 - 1 影像学表现

T8、T11 椎体内可见条片状高信号影（B，箭头处），提示骨髓水肿。腰椎 MRI 示压脂序列示 L1、L2、L5 及 S1 椎体内可见片状高信号影（C，箭头处），提示骨髓水肿，椎体边缘骨质增生突起，诊断为 AS。

小结：该患者病程长达 18 年，典型的慢性炎性腰背痛，此次入院 MRI 提示急性活动性炎症，存在明确的骨髓水肿，高度提示存在与脊柱关节炎相关的骶髂关节炎。根据 AS 的分类标准，影像学提示骶髂关节炎并有≥1 个脊柱关节炎临床特征可诊断为 AS。多年未确诊主因患者 HLA - B27 阴性。目前，AS 与 HLA - B27 高度相关的遗传倾向已被临床医师熟知，MRI 检查对于临床诊断 HLA - B27 阴性的 AS 显得尤为重要，同时提示临床医师不能忽视 HLA - B27 阴性的 AS。

病例提供者：李晨霞（襄阳市第一人民医院风湿免疫科）

【病例 7 - 2】附着点炎表现突出的 AS 病例 1 例

AS 患者，男，33 岁。因"双下肢站立困难 11 月，腰骶部、髋部疼痛 10 月"就诊，该患者曾于外院误诊为脊髓灰质炎。患者轮椅入室，双下肢、臀区肌肉明显萎缩，双下肢肌力Ⅴ－，双髋关节压痛（＋），内旋及外旋时疼痛明显，双侧"4"字试验（＋），双侧髂前上棘、大转子外侧、双侧膝关节外侧腓骨头处压痛（＋）。辅助检查示超敏 CRP 87.7 mg/L，ESR 57 mm/h，HLA - B27（＋）。图 7 - 2 骶髂关节 CT 示双侧骶髂关节间隙狭窄，关节面粗糙，破坏，小囊性变（A，箭头处）。髋关节 MRI 示双髋关节少许滑膜炎，髋关节滑膜炎表现（B，箭头处），双侧股骨粗隆、坐骨结节及相邻韧带附着处异常信号（C，箭头处），综合患者临床表现、实验室检查及影像学特点，诊断 AS 明确，髋关节受累、附着点炎，病情活动。

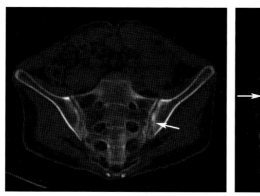 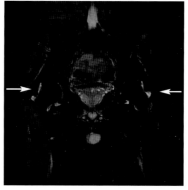

（A）骶髂关节 CT　　　　　（B）髋关节 MRI

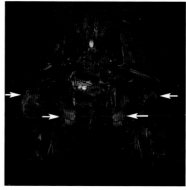

（C）髋关节 MRI

注：箭头处为双侧股骨粗隆、坐骨结节处附着点炎表现

图 7 - 2　病例 7 - 2 影像学表现

小结：该病例特殊之处是以附着点炎为突出和首发表现，患者因为附着点处疼痛明显，站立困难，进而出现肌肉萎缩、肌力下降，甚至被误诊为神经系统疾病。该患者骶髂关节病变明确，髋关节MRI显示典型的双侧股骨粗隆、坐骨结节处附着点炎表现。

病例提供者：彭琳一（北京协和医院风湿免疫科）

【病例7-3】胸锁关节受累为首发症状的AS病例1例

AS患者，男，59岁。锁骨、胸骨部位肿大并疼痛1年余。查体示胸锁关节肿胀明显，局部皮肤色红，皮温不高，胸骨角压痛（＋），腹股沟压痛（＋），胸廓活动度3 cm，指地距30.5 cm。图7-3行发射型CT(ECT)检查示双侧胸锁关节(A，黄箭头处)、右侧肩关节、胸骨角(A，红箭头处)、脊柱胸椎段多发椎肋关节(A，白箭头处)关节面下多发虫蚀样骨质破坏影，代谢不同程度增高，考虑炎性病变。CT(B)示双侧骶髂关节下部关节面轻度骨质增生、硬化，右侧局部关节面毛糙模糊。

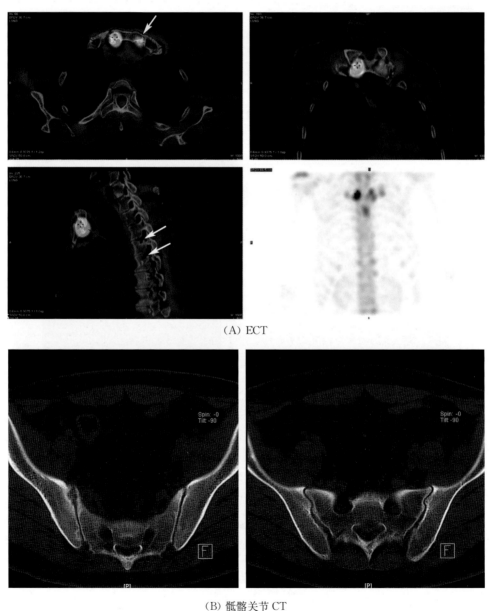

(A) ECT

(B) 骶髂关节CT

图7-3 病例7-3影像学表现

小结：AS 累及前胸壁高达 50％，前胸壁关节主要包括胸锁关节、胸肋关节及胸骨柄体联合等，其中胸锁关节是 AS 累及前胸壁的典型部位，肋椎关节损害发生率为 80％～93％。因此，在临床中应重视以胸锁关节或其他前胸壁关节症状为主要表现的可疑 AS 患者。

病例提供者：周颖燕（广东省中医院风湿科）

【病例 7-4】脊柱后凸畸形 AS 病例 1 例

AS 患者，女，49 岁，主因"全身关节疼痛 15 年余，腰部疼痛 10 年余，发现脊柱后凸 1 年"入院，既往否认银屑病及慢性腹泻病史。查体示脊柱后凸畸形（图 7-4A，箭头处），颈椎、腰椎屈伸活动差，左肩略高于右肩。颈椎、胸椎、腰椎各棘突无明显压痛、叩击痛，右侧骶髂关节深压痛。四肢皮肤感觉无减退；胸腹部、会阴部皮肤感觉无明显异常。四肢肌力、肌张力正常。双侧"4"字试验（＋），双侧膝腱反射（＋），双侧跟腱反射（－），双侧巴氏征（－），双侧 Hoffmann 征（－），双髌阵挛及踝阵挛（－）。

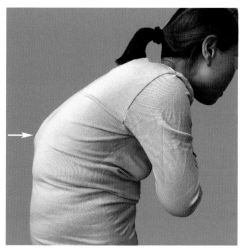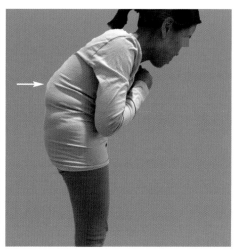

（A）脊柱侧位外观照

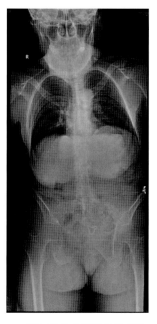

（B）脊柱全长正位 X 线片

入院后查血常规示血红蛋白 80 g/L,白蛋白 32.9 g/L,HLA－B27 阳性,ESR 最高为 55 mm/h,结核杆菌 T 细胞斑点检测(T－spot)检测阴性。

脊柱全长正位 X 线片(B)示部分椎体呈方形,相应脊柱呈竹节状改变;胸、腰椎多数椎体小关节硬化,关节间隙模糊或消失;脊柱侧位 X 线片(C)示脊柱曲度僵直,以 L1、L2 椎体为中心后凸(C,红箭头处),颈椎曲度平直(C,黄箭头处);部分椎体呈方形,相应脊柱呈竹节状改变;胸、腰椎多数椎体小关节硬化,关节间隙模糊或消失;L3 椎体略后移,L2 椎体前下缘骨质局限性缺损、密度增高。部分椎间隙变窄。过伸过屈位显示椎体活动受限,椎缘线局部欠连续。符合 AS 脊柱后凸畸形表现。

全脊柱 CT 平扫＋成像＋椎弓根测量示颈椎曲度存在,胸腰椎以 L1、L2 椎体为中心向后凸(D,红箭头处),椎体后缘椎缘线尚连续,前缘序列欠规整,L1 椎体前缘稍后移,腰椎间隙多发狭窄。诸椎体边缘骨质增生。椎体呈竹节样改变、前后纵韧带及棘间韧带钙化;部分黄韧带肥厚、钙化,以 T10/11、T11/12 水平钙化为著,相应椎管变窄;诸椎间小关节模糊、融合。符合 AS 并脊柱后凸畸形 CT 表现;多发黄韧带钙化并 T10/11、T11/12 水平椎管狭窄。

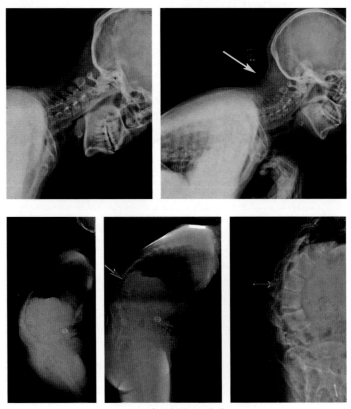

(C) 脊柱侧位 X 线片

进一步行胸腰椎 MRI 检查示胸腰椎以 L1、L2 椎体为中心向后凸,椎体后缘线尚连续,前缘序列欠规整,L1 椎体前缘稍后移,腰椎间隙多发狭窄。诸椎体边缘骨质增生,多个椎体前缘见斑片状 T2 高信号(E,白箭头处)。椎体呈竹节样改变、前后纵韧带及棘间韧带钙化;部分黄韧带肥厚、钙化(E,红箭头处),以 T10/11、T11/12 水平钙化为著,相应椎管变窄;诸椎间小关节模糊、融合。髓内未见明显异常信号。结论:符合 AS 并脊柱后凸畸形表现,多发黄韧带钙化并 T10/11、T11/12 水平椎管狭窄。诊断:①强直性脊柱炎;②脊柱后凸畸形。

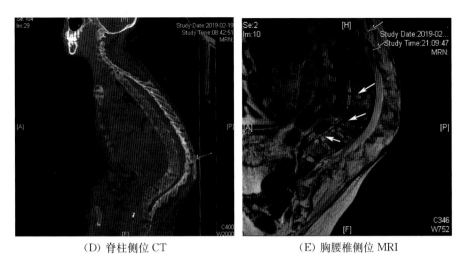

(D) 脊柱侧位 CT   (E) 胸腰椎侧位 MRI

图 7-4 病例 7-4 临床及影像学表现

小结：该患者为中年女性，病史较长，诊断 AS 明确，出现严重的脊柱后凸畸形影响生活质量，可经内科治疗控制病情活动后行手术矫形处理。

病例提供者：曹金(山东省立医院风湿免疫科)

【病例 7-5】AS 病例 5 例

病例(一)

AS 患者，男，55 岁，病程 32 年。图 7-5 脊柱 X 线片示脊柱轻度侧弯(A)，诸椎体边缘骨质增生，椎体间呈竹节样改变，颈椎 X 线片示颈椎曲度变直(B)，胸腰椎 X 线片示胸腰椎椎体边缘骨质增生(C，箭头处)，椎体间呈竹节样改变，骨盆正位 X 线片示骶髂关节间隙模糊、关节面硬化(D，箭头处)。腰椎 MRI 示 L3～L5 椎体前纵韧带增厚，椎体信号不均，L4、L5 及 S1 椎体内见片状长 T1 稍长 T2 信号(E，箭头处)，抑脂像为高信号(F，箭头处)，提示骨髓水肿。骶髂关节 MRI 示骶髂关节面毛糙，关节间隙狭窄，右侧骶髂关节面可见小片状短 T1 信号(G，箭头处)，抑脂像见右侧关节面下可见斑片状高信号影(H，箭头处)。

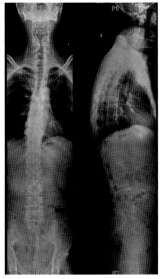
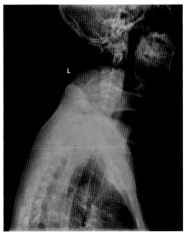

(A) 脊柱全长正侧位 X 线片   (B) 颈椎侧位 X 线片

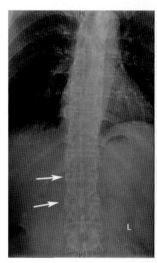
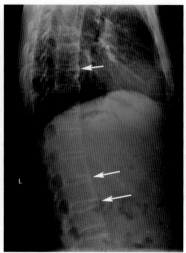
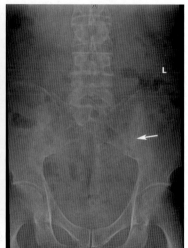

（C）胸腰椎正侧位 X 线片　　　　　　（D）骨盆正位 X 线片

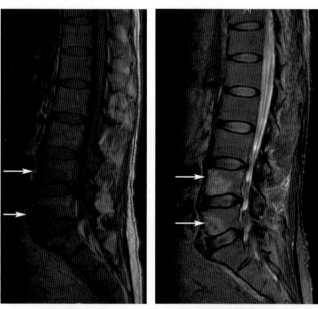

（E）腰椎 MRI　　　　　　（F）腰椎 MRI

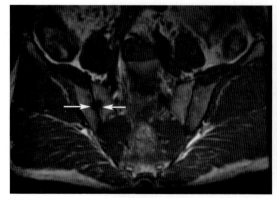
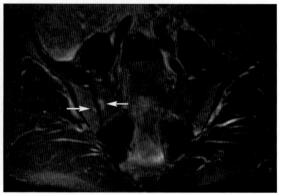

（G）骶髂关节 MRI　　　　　　（H）骶髂关节 MRI

病例(二)

　　AS 患者,男,18 岁,病程 1 年。MRI 示双侧骶髂关节、部分关节间隙明显变窄,局部融合(I,箭头),双侧关节面模糊,关节面下可见脂肪沉积信号,抑脂像未见明确异常高信号。脊柱及颈椎侧位X 线片示颈椎生理曲度存在(J),胸椎及腰椎侧位 X 线片示胸腰椎生理曲度变直(K),顺列欠佳,部分椎体角变尖,L5/S1 椎间隙稍窄。

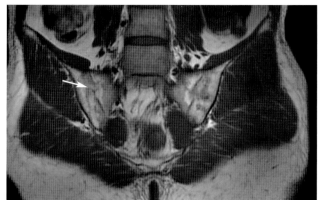
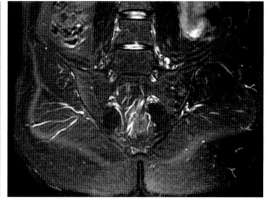

(I) 骶髂关节 MRI

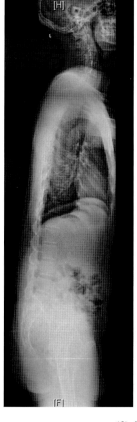
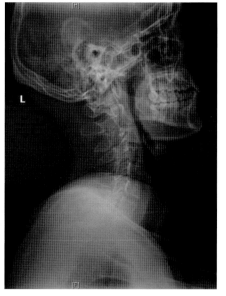

(J) 脊柱及颈椎侧位 X 线片

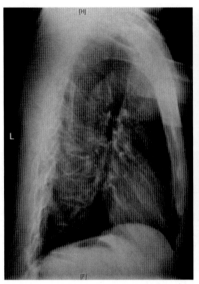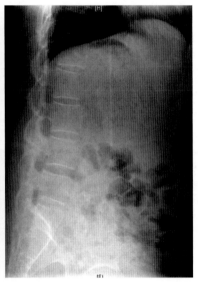

（K）胸椎及腰椎侧位 X 线片

病例（三）

　　AS患者，女，31岁，病程17年，长期只使用小剂量糖皮质激素，出现严重胸廓畸形以及脊柱活动受限（L）。X线片示脊柱严重屈曲畸形（M），椎体方形变（N，箭头处），椎体骨桥形成、双髋关节塌陷（O，箭头处）。患者胸廓桶状胸畸形（P）。脊柱 CT 三维重建（Q）示颈椎、胸椎、腰椎曲度变直，椎体呈方形，竹节样改变，椎间隙部分变窄。术后 X 线片可见脊柱侧弯，椎体呈方形，T11、T12 及 L2、L4、L5 椎体局部可见金属固定物影，L3 椎体局部骨质不连续并错位（R，箭头处）。

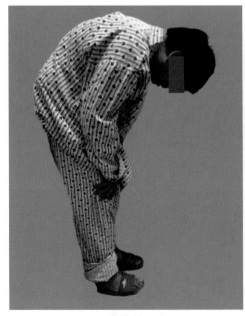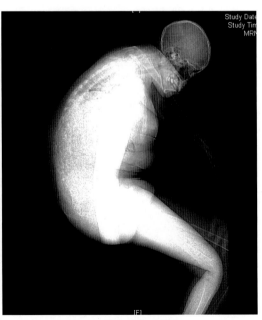

（L）侧位外观照　　　　　　　　　　　　　（M）脊柱侧位 X 线片

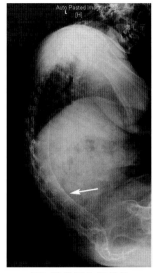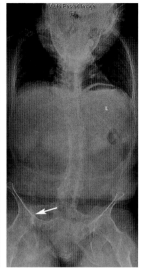

（N）脊柱侧位 X 线片　　　　（O）胸廓 X 线片

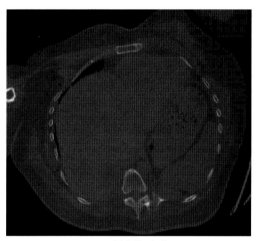

（P）桶状胸畸形

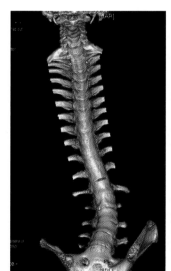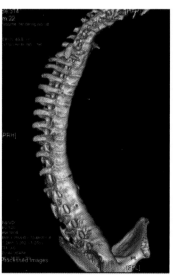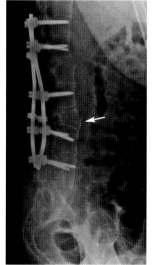

（Q）脊柱 CT 三维重建　　　　　　　（R）术后 X 线片

病例(四)

AS患者,男,28岁,病程1年。2018年1月30日,治疗前X线片示双侧骶髂关节面硬化增生(S,箭头处),左侧为著,关节间隙未见明显狭窄。MRI示双侧骶髂关节面毛糙,T1、T2可见关节面下见多发片状混杂低信号,抑脂像可见多发片状高信号,左侧为著,提示骶髂关节面下骨髓水肿(T,箭头处)。

2019年1月14日,使用非甾体抗炎药(NSAIDs)以及TNF-α抑制剂治疗1年后,复查骶髂关节MRI示T1、T2均可见关节面下脂肪沉积,T2抑脂像未见骶髂关节面下明显骨髓水肿(U,箭头处)。脊柱MRI示椎角T1像及T2像均可见高信号影,提示脂肪沉积(V,箭头处)。

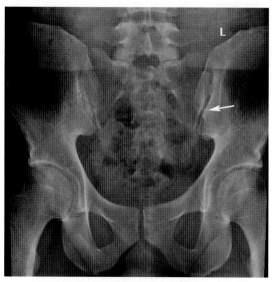

(S)治疗前骶髂关节X线片

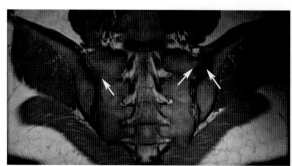
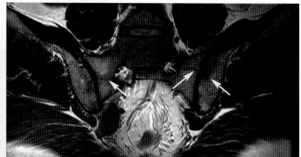
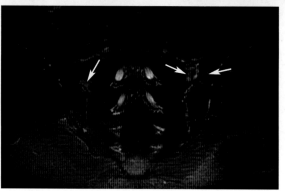

(T)治疗前骶髂关节MRI

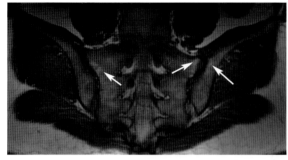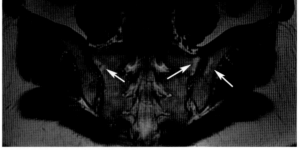

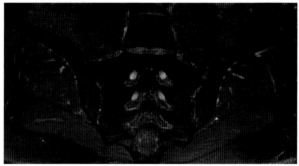

（U）治疗后骶髂关节 MRI

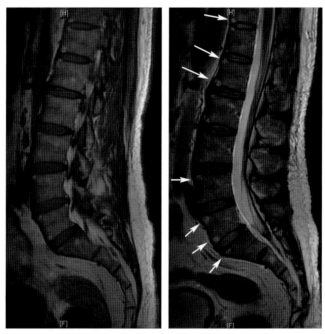

（V）治疗后脊柱 MRI

病例（五）

AS 患者，男，31 岁，病程 4 年。骶髂关节 CT 示骶髂关节面模糊、关节间隙狭窄、虫蚀样改变（W，箭头处），关节面下硬化。骶髂关节 MRI 示双侧骶髂关节面毛糙、关节间隙狭窄，T1 像可见骶髂关节面下低信号（X，箭头处），T2 抑脂肪呈高信号（Y，箭头处），提示为骨髓水肿，骨核素显像可见双侧骶髂关节摄取明显增高（Z，箭头处）。MRI 及骨扫描均提示双侧骶髂关节活动性炎。

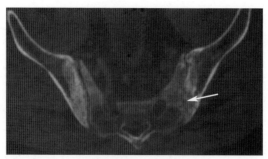

(W) 骶髂关节 CT

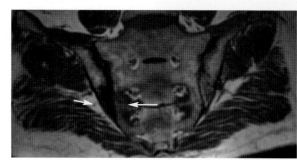 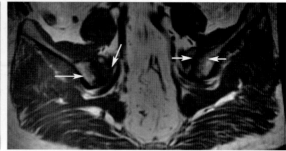

(X) 骶髂关节 MRI

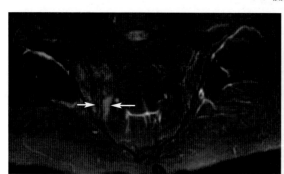 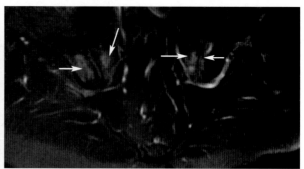

(Y) 骶髂关节 MRI

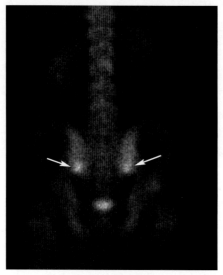

(Z) 骨核素显像片

图 7-5　病例 7-5 临床及影像学表现

病例提供者：姚海红（北京大学人民医院风湿免疫科）

【病例7-6】未经治疗的 AS 患者 5 年间骶髂关节迅速进展 1 例

AS 患者,男,21 岁。因下腰痛 6 年就诊。6 年前(2013 年)起下腰痛,休息加重,活动后缓解,有夜间痛及晨僵,无足跟足底痛、臀区痛、外周关节炎、眼炎、皮疹、腹痛。5 年前(2014 年)就诊查 ESR、CRP 升高,HLA-B27(+),胸腰椎正侧位 X 线片无明显异常。图 7-6 骶髂关节 CT(A)示双侧骶髂关节炎 II ～ III 级,诊断为 AS。此后患者未规律诊治,腰痛症状持续存在。症状严重时,患者间断自行服用 NSAIDs 对症治疗。

2019 年再次就诊,查体双侧"4"字试验(+),余无明显异常。复查 ESR、CRP 仍高,胸腰椎正侧位 X 线片仍无明显异常,骶髂关节 CT(B)示双侧骶髂关节炎 IV 级。双侧骶髂关节从硬化、虫蚀、间隙变窄,5 年间进展至完全强直。

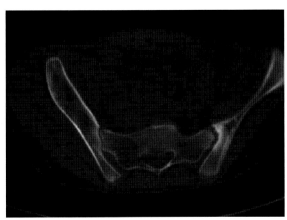
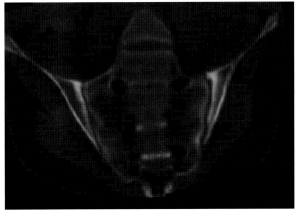

(A) 2014 年 8 月骶髂关节轴位及斜冠位 CT

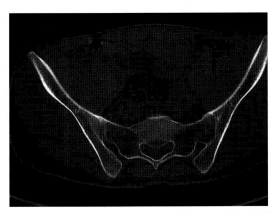
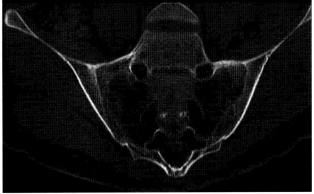

(B) 2019 年 10 月骶髂关节同层面轴位及斜冠位 CT

图 7-6 病例 7-6CT

小结:该患者以炎性下腰痛起病,炎症指标升高、HLA-B27(+),发病 1 年即出现骶髂关节放射学破坏,诊断 AS 非常明确。由于未接受有效的医学干预,发病 6 年后双侧骶髂关节呈强直性改变。本病例展示了 AS 典型的自然病程。在靶向治疗广泛应用的时代,对患者而言这是令人十分遗憾的疾病结局,也是风湿免疫科医生应该而且能够避免的临床结局。

病例提供者:吴迪(北京协和医院风湿免疫科)

【病例 7-7】 长病程 AS 患者髋关节病变进展 1 例

AS 患者,男,37 岁。颈腰部、髋关节疼痛 16 年,加重 2 月。患者 2006 年骶髂关节 CT 示虫噬样破坏,HLA-B27 阳性,予多种药物治疗。此后,患者间断服用药物,逐渐出现颈腰椎僵硬,活动受限。近 1 年出现右髋关节僵硬,活动受限,行走、下蹲困难,图 7-7 骨盆 X 线片(A)示双侧髋关节髋臼侧关节面虫噬样破坏,关节面下骨质增生、硬化,关节间隙变窄。予生物制剂治疗,并转骨科行右侧髋关节置换术(B)。

术后患者一直口服多种药物治疗,症状控制尚可。2 月前患者腰部、颈部活动明显受限,左髋部疼痛,活动较前受限。2019 年入院治疗,胸部正位 X 线片(C)示双肺纹理增强,胸椎竹节样改变。骨盆 X 线片(D)示骨盆骨扁平,双侧骶髂关节间隙融合,左侧髋关节间隙变窄,骨质多发囊变,右侧人工髋关节置换术后改变。辅助检查示红 ESR 37 mm/h,CRP 28.80 mg/L。

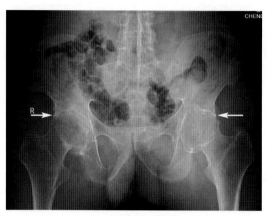

(A) 术前骨盆 X 线片

注:2018 年 6 月 29 日骨盆 X 线片示双侧髋关节髋臼侧关节面虫蚀状骨质破坏,关节面下骨质增生、硬化(A,箭头处),关节间隙变窄,可符合 AS 表现。双侧骶髂关节间隙模糊不清

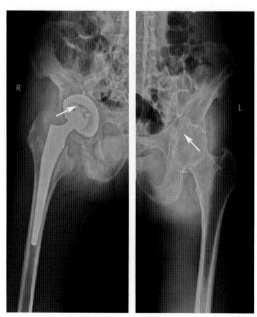

(B) 髋关节置换术后 X 线片

注:右髋关节置换术后 3 天髋关节 X 线片示①骨质稀疏;②右髋被人工关节取代(B,左箭头处),呈术后改变;③左侧股骨头(B,右箭头处)骨质密度不均,骨皮质毛糙,左髋关节间隙变窄

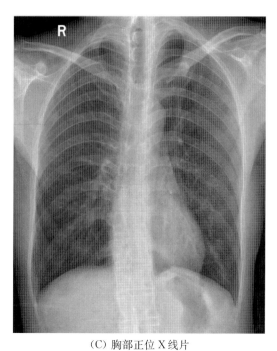

（C）胸部正位 X 线片

　　注：2019 年 3 月 6 日，术后 8 月胸部 X 线片（C）示双肺纹理增强，胸椎呈竹节样改变

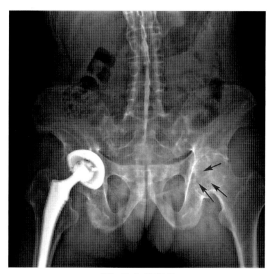

（D）骨盆 X 线片

　　注：2019 年 3 月 6 日，术后 8 月复查骨盆 X 线片示骨盆骨扁平，双侧骶髂关节间隙融合，左侧髋关节间隙变窄，骨质多发囊变（D，红箭头处），右侧人工髋关节置换术后改变

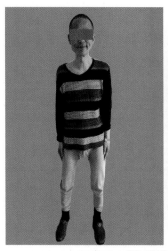
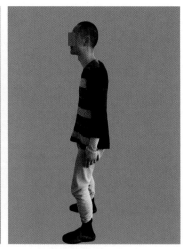

（E）患者站立正侧面

注：患者颈椎腰椎僵硬、活动明显受限，脊柱前倾、臀部后翘，左髋僵硬，前屈、后伸、外展均受限，双膝半屈曲

图7－7　病例7－7X线片及外观

小结：该患者病程长，脊柱、骶髂关节、髋关节均出现典型改变，活动受限（E），曾使用多种药物治疗，左髋病变进展，拟行左侧髋关节置换术。此病例提示，AS患者需早期诊断、密切监测、规范治疗，规范化的内科治疗可以防止出现关节功能残疾，在重要关节出现致残性结构破坏后，则只能借助外科手术治疗改善关节功能。

病例提供者：刘高瞻（襄阳市中心医院风湿免疫科）

【病例7－8】AS患者Andersson病变1例

AS患者，男，48岁。病程20年，逐渐出现驼背和脊柱活动受限，背部明显疼痛。辅助检查示ESR 52 mm/h，超敏CRP 2.20 mg/dl，PPD（＋＋）。图7－8直立位外观（A）示腰背部局部后凸和侧弯畸形；MRI及CT示胸椎Andersson病变（B，红箭头处），T9、T10椎间盘破坏（C、D，蓝箭头处），T10、T11椎体明显破坏（C、D，红箭头处），累及脊柱前、中、后三柱，多发胸腰椎终板和小关节异常信号（E、F，箭头处）。

予TNF－α拮抗剂治疗后明显好转，未发生结核病，结合患者胸椎病变累及椎体前、中、后三柱，而椎体结核一般仅累及前、中两柱。因此，胸椎病变排除骨结核可能。

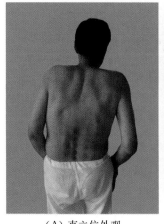
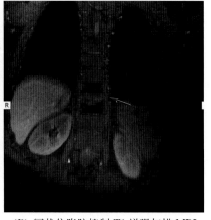

（A）直立位外观　　　　　（B）冠状位脂肪抑制T1增强扫描MRI

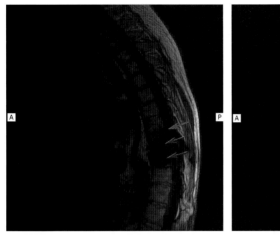
(C) 矢状位 T1 加权序列 MRI

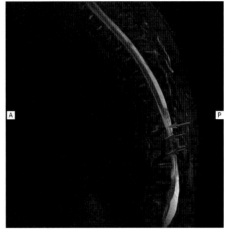
(D) 矢状位 T2 加权脂肪抑制序列 MRI

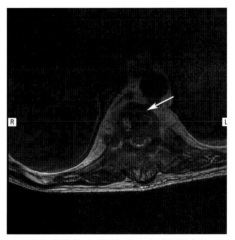
(E) 轴位胸 10 椎体 T2 加权序列 MRI

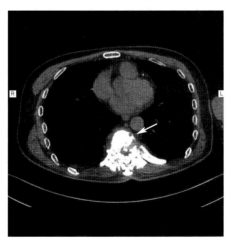
(F) 轴位胸 10 椎体 CT

图 7-8 病例 7-8 临床及影像学表现

小结：Andersson 病变是 AS 晚期的一种少见并发症，是发生于椎间盘与椎体界面的破坏性病变，可累及三柱，多发生于胸腰段，导致局部疼痛加重、后凸畸形，甚至神经损伤等并发症。

病例提供者：梁东风、朱剑（中国人民解放军总医院第一医学中心风湿科）

【病例7-9】AS合并Andersson病变病例1例

AS合并Andersson病变患者,女,50岁。因"反复腰骶部疼痛10年余,腰背部疼痛半年"入院。半年前无明显诱因出现腰背部疼痛,疼痛向前放射伴束带感,呼吸及活动后疼痛加重。入院后行胸腰椎MRI增强平扫T2WI示部分椎间盘信号减低,T10/11椎间隙增宽,正常椎间盘信号消失,局部见斑片状异常信号影,T1WI低信号,T2WI为不均匀高信号,边界清,大小30 mm×29 mm×18 mm,局部后突压迫硬膜囊前缘,增强扫描病灶边缘明显强化,内部无强化;相邻胸10下部、胸11上部可见斑片状骨质破坏区,周围骨质见斑片状短T1长T2信号影,增强扫描可见明显强化;T10/11椎间盘相应平面后方可见条状T1WI、T2WI低信号影通向皮下,增强扫描边缘强化。T10/11椎间盘及T10椎体下部、T11椎体上部信号改变,考虑慢性脓肿形成(图7-9A,箭头处)。

患者转至骨科行"后路椎板减压+椎弓根钉内固定+椎间盘切除+病灶清除+椎体间植骨+后外侧植骨融合术"。病变组织细菌培养阴性。病变组织病理学(B)示(T10、T11)送检组织大部分坏死,并见一些变性的软骨、少许骨组织及增生的纤维组织。

患者入院后查纯化蛋白衍生物(PPD)及T细胞斑点试验(T-SPOT)均为阴性,无午后潮热、盗汗、消瘦等结核中毒症状,且病变组织培养及病理学检查均无感染依据,结合MRI提示T10、T11改变,最终诊断为AS合并Andersson病变。

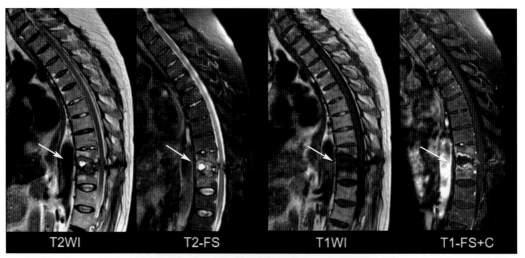

(A) 胸腰椎MRI

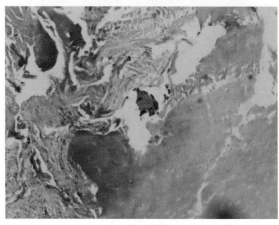

(B) 病理表现

图7-9 病例7-9MRI及病理表现

小结：Andersson病变是在AS基础上发生于椎间盘椎体界面的破坏性病变，多见于下颈椎、颈胸交界及胸腰段等应力集中的脊柱节段，导致局部疼痛加重、后凸畸形，甚至神经压迫、损伤等。Andersson病变的诊断主要依靠影像学，表现为椎体或椎间盘的破坏性病变、椎体不规则的边缘硬化、椎体骨折、假性营养不良、假性结核样改变。X线检查难以发现早期病变，CT检查更有利于发现骨侵蚀、椎体及椎间盘不规则改变、椎体硬化或后柱损害等改变，更容易发现椎旁真空现象及假关节形成。MRI检查较X线及CT检查敏感，主要表现为骨髓水肿、骨髓脂肪化或硬化的表现，增强扫描或压脂序列处理后，更容易区分脂肪组织及病变组织，更容易发现前纵韧带破坏程度、椎体滑移、神经根或硬膜囊受压情况。临床上，Andersson病变需与脊柱结核、肿瘤病变相鉴别。

　　　　　　　　　　　病例提供者：梁锦坚、莫颖倩、戴冽（广东中山大学孙逸仙纪念医院风湿科）

【病例7-10】AS治疗前后对比病例1例

AS患者，男，44岁。患者间断腰背疼痛10余年，图7-10脊柱全长X线片（A）示脊柱侧弯伴生理曲度消失，呈竹节样改变。MRI示骶髂关节间隙狭窄、部分融合（B，箭头处），关节面下骨髓水肿（C，箭头处）。治疗前胸腰椎MRI示脊柱多发椎体角炎（D，蓝箭头处；E，红、蓝箭头处）及终板炎（D，黄箭头处），治疗1年后复查，胸腰椎MRI（F）明显改善。

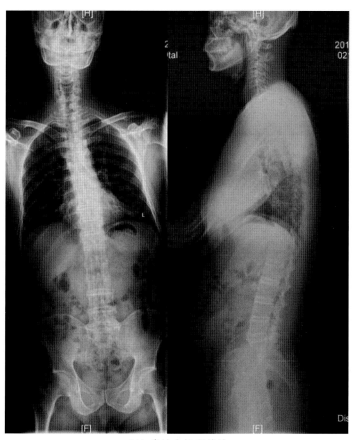

（A）脊柱全长X线片

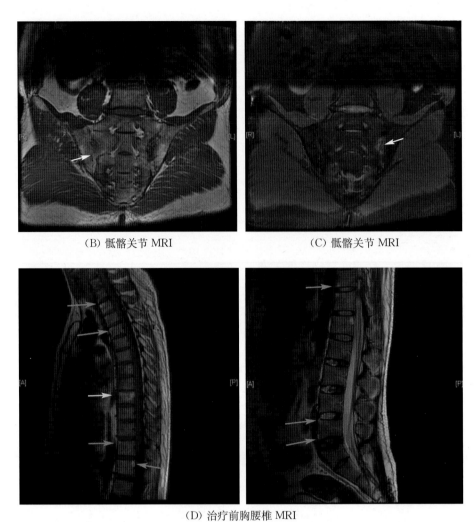

（B）骶髂关节 MRI　　　　　　　　　　　　　（C）骶髂关节 MRI

（D）治疗前胸腰椎 MRI

注：T1 像蓝箭头为椎角炎，黄箭头为终板炎（黄箭头处 T1 像高信号，T2 压脂像对应位置呈低信号，提示脂肪沉积）

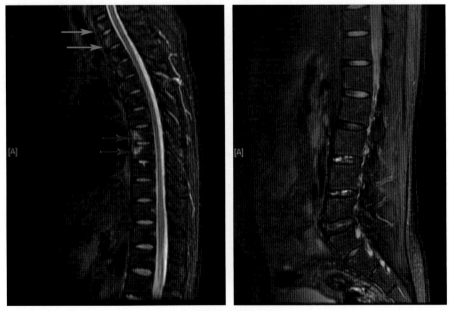

（E）治疗前胸腰椎 MRI

注：T2 压脂像红、蓝箭头均为椎角炎（红箭头处 T2 压脂像高信号，T1 像对应位置呈低信号，提示为骨髓水肿）

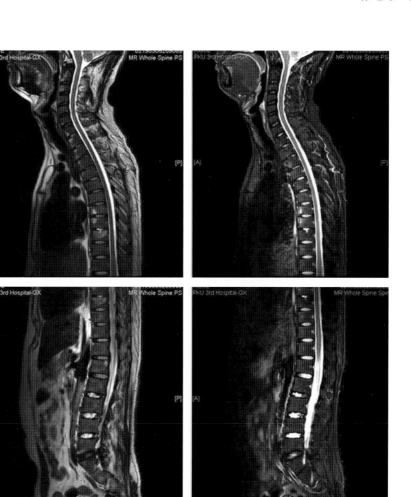

（F）治疗1年后胸腰椎MRI

图7-10 病例7-10影像学表现

小结：男性患者,间断腰背疼痛10余年,腰椎屈伸活动受限,胸廓活动度减低,脊柱全长X线片示脊柱侧弯伴生理曲度消失,呈多发竹节样改变,骨桥形成,为典型强直性脊柱炎X线表现,强直性脊柱炎诊断成立。患者脊柱大量骨赘,活动受限,但患者依然有炎性腰背痛,提示病情仍在活动。骶髂关节和脊柱MRI示骶髂关节部分融合、多发椎体角病变,说明病变广泛而严重,结合T1像,T2压脂像的骨髓水肿及脂肪沉积,提示急慢性炎症病变同时存在,需积极治疗。经治疗1年后,患者复查MRI示炎症病变明显改善,临床症状也得到相应改善。

病例提供者：刘蕊（北京大学第三医院风湿免疫科）

【病例7-11】 AS患者颈椎骨折脱位手术病例1例

AS患者,男,56岁,病程28年。因车祸外伤后颈部疼痛2月入院。颈部强直并后凸畸形,四肢肌力Ⅳ~Ⅴ级。图7-11术前颈椎X线片（A）及CT（B）示C5/6椎体前缘骨折并经C5/6椎间隙脱位（A、B,箭头处）,骨质疏松。颈椎MRI（C）示C5/6椎间盘异常信号（C,箭头处）,压迫硬膜囊,脊髓轻度水肿信号,颈髓损伤（ASIA分级D级）。遂于全麻下行颈椎后路C4~C7颈椎椎弓根螺钉置入（D）、C5/6椎板切除减压。术中见C5、C6间存在异常活动,并左侧小关节交锁,予以纵向牵开、椎弓根钉提拉复位后锁紧固定,透视见C5、C6完全复位（E、F、G,箭头处）。

术后患者（H）颈部疼痛明显缓解,可以下地活动,术后3个月X线片（I）和6个月CT（J）复查示骨折愈合良好,骨折复位满意（I、J,箭头处）,神经功能恢复至E级,日常生活恢复正常。

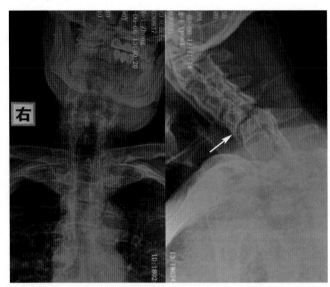

（A）术前颈椎 X 线片

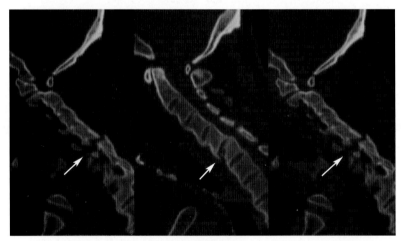

（B）术前颈椎 CT

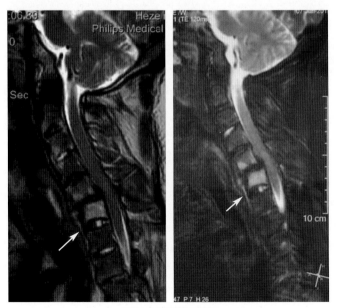

（C）术前颈椎 MRI

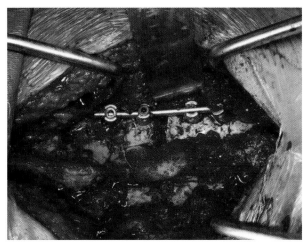

（D）术中切口，颈椎椎弓根钉提拉复位，固定融合

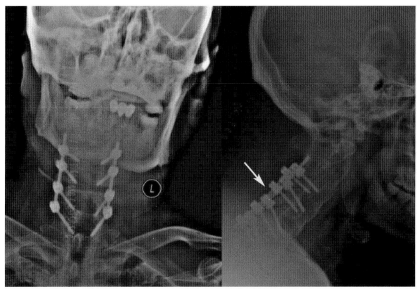

（E）术后颈椎 X 线片

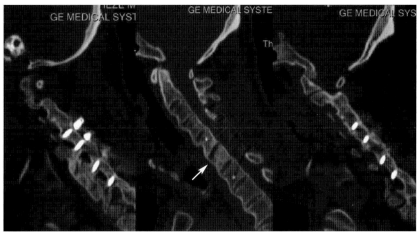

（F）术后颈椎 CT

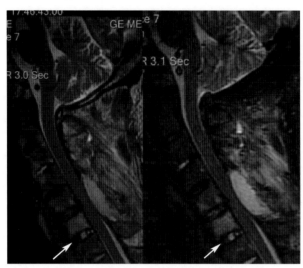

（G）术后颈椎 MRI

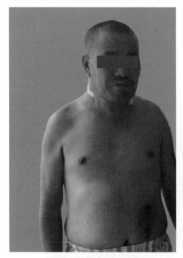

（H）患者术后1周

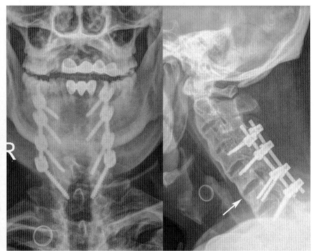

（I）术后3个月颈椎 X 线正侧位片

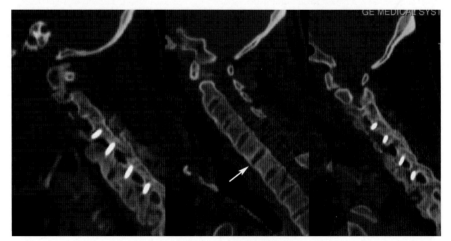

（J）术后6个月颈椎侧位 CT

图7-11　病例7-11临床及影像学表现

病例提供者：李鸣（山东省立医院风湿免疫科）

【**病例 7 - 12**】脊柱关节炎病例 4 例

(一) AS 合并系统性硬化症病例 1 例

AS 合并系统性硬化症患者,女,25 岁。因腰骶部疼痛 8 年,皮肤紧硬 1 年半来诊。患者于 8 年前开始出现背部和腰骶部疼痛,最初呈间断发作,以夜间和晨起明显,稍活动可缓解。2 年后腰骶部疼痛程度明显加重,持续时间延长,致夜间翻身困难,影响入睡。

在当地给予柳氮磺吡啶治疗 2 年,症状改善,停药。1 年前腰骶部疼痛症状加重,同时出现弯腰受限,接受重组人 II 型肿瘤坏死因子受体-抗体融合蛋白治疗 2 个月(每周 50 mg 皮下注射),腰痛和活动受限症状明显改善。治疗 2 月时开始出现双手遇冷变白、变紫,进而出现双手和双前臂皮肤肿胀、发紧、变硬,逐渐加重致双手握拳不紧和双腕关节轻度屈伸受限。遂停用重组人 II 型肿瘤坏死因子受体-抗体融合蛋白。约半年后出现颜面部皮肤肿胀、变紧,就诊前 2 月皮肤病变渐波及后腰、前胸和双上臂。

查体见患者颜面、颈项、腰部及整个双上肢及双手皮肤肿胀、增厚、变硬如皮革状,表面呈蜡样光泽图 7 - 12(A),不能捏起,双手握拳不紧。额部、颈部及腰背部皮肤见色素沉着和色素脱失相间,形成皮肤异色症(B),又称"椒盐征"。心、肺、腹查体无异常。四肢各关节无肿胀和压痛,脊柱生理弯曲存在,Schöber 试验 4 cm,指地距 15 cm,胸廓活动度 3 cm。化验示 HLA - B27 阳性,抗核抗体滴度 1:1 000 阳性,抗链球菌胶原样蛋白(Scl - 70)抗体阳性,类风湿因子阴性。CT 示双侧骶髂关节侵蚀性改变(C,箭头处),心脏彩超和肺部 CT 无重要异常改变。诊断为 AS 合并系统性硬化症。

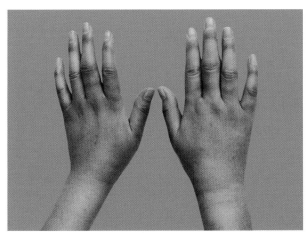
(A) 双手外观

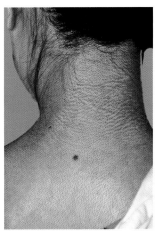
(B) 皮肤异色症

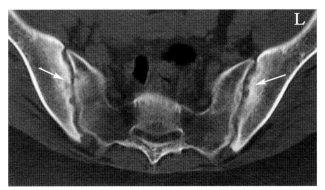
(C) 骶髂关节 CT

AS合并系统性硬化症较为罕见。根据患者炎性下腰痛和CT证实的骶髂关节侵蚀性改变,诊断AS明确。根据患者皮肤肿胀、硬化的病变范围和进展特征,结合其抗核抗体和抗Scl-70抗体阳性,诊断系统性硬化症成立。

(二) AS治疗后出现掌跖脓疱病病例1例

AS患者,男,44岁。腰痛和腰椎活动受限8年,X线片示腰椎呈竹节样改变,双侧骶髂关节呈融合状态。经NSAIDs、沙利度胺及中药治疗5个月后,腰痛症状无缓解。改用每周皮下注射重组人Ⅱ型肿瘤坏死因子受体-抗体融合蛋白,剂量为每周50 mg,腰痛迅速改善。5周后,在第6次注射后,患者手掌(D)、双手背和足部(E)出现多个脓疱疹,1周内逐渐扩大和增多。皮疹特点符合无菌性掌跖脓疱病,脓疱内容物的病原学培养和涂片均显示阴性结果。患者停用重组人Ⅱ型肿瘤坏死因子受体-抗体融合蛋白后1个月,脓疱逐渐变成干痂、脱屑愈合,不留痕迹。

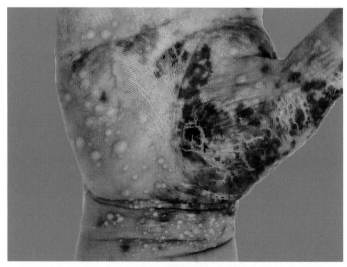

(D) 手掌脓疱

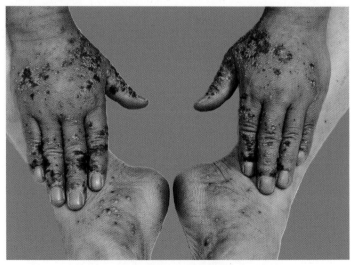

(E) 双手背和足部脓疱

（三）红皮病型 PsA 病例 1 例

PsA 患者,男,23 岁。因全身银屑病皮疹和四肢关节痛 5 年余就诊。患者先有银屑病,累及几乎全身皮肤。不久之后出现四肢关节疼痛,呈游走性,有时伴关节肿。同一部位关节症状一般 1 周内可以好转,偶有腰背痛,近期以左肩关节痛为主。

全身皮肤均有片状弥漫性红皮病型银屑病皮损,有大片状脱屑(F)。四肢关节不肿,左肩有轻度压痛。诊断为红皮病型银屑病,PsA。治疗予阿西美辛缓释胶囊,90 mg,每天 1 次;来氟米特,10 mg,每天 1 次。随访 5 周后,患者复诊,关节症状消失;全身皮疹明显改善(G)。

该患者的关节症状并不严重,服用阿西美辛缓释胶囊后症状迅速得到改善。与此形成对比的是,患者的银屑病皮损病变范围非常广泛,程度也比较重,而红皮病型银屑病又是治疗比较棘手的一种。数年前笔者曾遇到另一例十分严重的 PsA,皮疹类型也是红皮病型,经过多种方法治疗无效,最后以环孢素治疗近半年的时间才得以控制。而本例患者治疗 5 周便得到较好的控制。

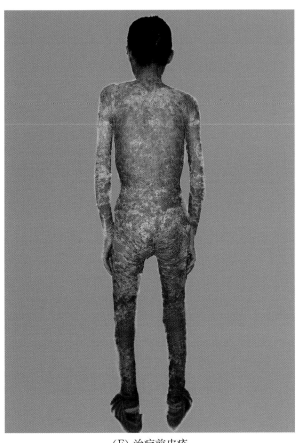
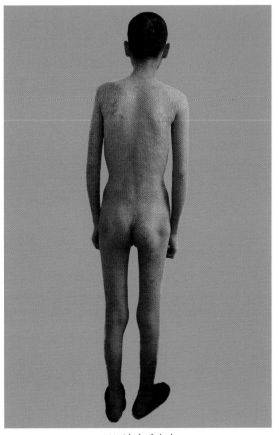

（F）治疗前皮疹　　　　　　　　　　　　（G）治疗后皮疹

（四）AS 患者骶髂关节炎病例 1 例

AS 患者,男,18 岁。因腰骶痛 10 个月来诊,治疗前,CT 示双侧骶髂关节破坏明显(H,箭头处)。给予以下方案口服治疗:吲哚美辛栓,每日 1 次,100 mg,纳肛;柳氮磺吡啶,每日 2 次,每次 4 片(每片 250 mg)和来氟米特,每日 1 次,10 mg。3 个月内基本脱离吲哚美辛栓,偶尔疼痛加重时按需使用。7 个月后复诊。CT 示双侧骶髂关节炎性病变几乎获得完全修复(I,箭头处)。

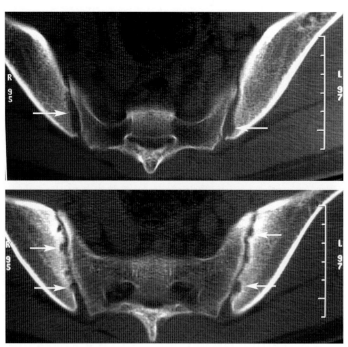

（H）治疗前 CT

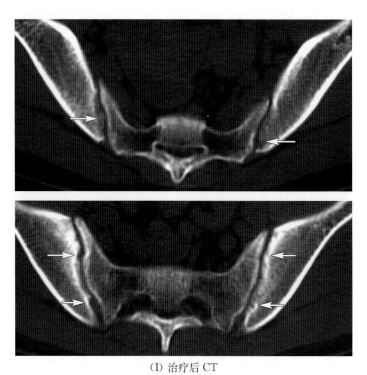

（I）治疗后 CT

图 7‑12　病例 7‑12 临床及影像学表现

病例提供者：李胜光（北京大学国际医院风湿免疫科）

【病例 7‑13】鉴别诊断：异位甲状旁腺功能亢进病例 1 例

异位甲状旁腺功能亢进症患者，女，36 岁。因双膝关节疼痛半年，腰背痛 1 月余就诊。患者酷爱登山旅游等运动。半年前开始出现活动时间过长后左膝关节疼痛，无肿胀，随后出现右侧膝关节疼痛，就诊骨伤科，双膝 MRI 示髌骨软化，半月板损伤。曾服用止痛药治疗，症状反复。1 月前出现下腰痛、背痛，左髋关节疼痛，疼痛无明显规律，伴晨僵，活动后稍改善，但活动久后膝关节及左髋疼痛加重。于风湿科门诊查血常规、尿常规正常，ESR 24 mm/h，类风湿因子阴性，HLA‑B27 阳性；骶髂关节 CT 示双侧骶髂关节面显示不清，髂骨多发斑片状高密度影，骶髂关节间隙显示欠清，诊断为 AS，予依托考昔等治疗半月，症状缓解不明显。

因病情加重，双膝关节、左髋关节明显疼痛，排查结核、乙肝后，使用 TNF‑α 拮抗剂治疗半月后，症状未见明显缓解，且疼痛有加重趋势，故为求进一步诊治收住入院。病程中无足跟痛、交替性臀区痛，无眼红、眼痛及视力下降，无皮疹、皮下结节。无情绪异常、记忆力减退，无身材变矮。无食欲减退、恶心、呕吐、腹痛及腹胀，无多尿。既往十年前因"右肾结石、肾积水"手术，并出现"右肾萎缩"，有多次肾结石病史，否认高血压、糖尿病史。无外伤史，无家族遗传病史。无皮疹及皮下结节，双肺呼吸音清，心律齐，未闻及杂音，腹软。无压痛，肝脾未触及，双肾区无叩痛。脊柱生理弯曲存在，双骶髂关节压痛，腰椎活动度正常，指地距 10 cm，枕墙距 0 cm。左侧"4"字试验（＋）。右膝关节压痛，浮髌试验阳性，双足跟无肿胀，轻压痛，双足跖趾关节无肿胀、压痛。

实验室检查示血常规、尿常规、肝肾功、血糖均正常，碱性磷酸酶（AKP）＞2 000 U/L；血清总钙 3.08 mmol/L，血清无机磷 0.58 mmol/L，血清甲状旁腺激素（PTH）1 339.5 ng/L；ESR、CRP 均正常，类风湿因子、抗 CCP 抗体均阴性；骨密度检查示骨质疏松。

图 7‑13 骶髂关节 CT 示双侧骶髂关节面模糊伴骨破坏（A，箭头处），髂骨多发斑片状高密度影，骶髂关节间隙显示欠清。骶髂关节 MRI 示左侧髂骨骨质破坏（B，箭头处），髋臼前柱及耻骨升支不规则囊状长 T1T2 异常信号影，抑脂像高信号。核素扫描示甲状旁腺位于胸骨后（C，箭头处），诊断考虑甲旁亢。转至胸外科手术治疗。该患者最终诊断为胸骨后异位甲状旁腺，甲状旁腺功能亢进。

根据患者有长期骨骼疼痛，影像学检查显示多发骨质破坏，进一步检测有明显的高血钙、低血磷、AKP 明显升高等特点，结合血清 PTH 显著增高，最后确诊为甲旁亢。而该患者行核素扫描发现甲状旁腺位于胸骨后，故最终诊断为胸骨后异位甲状旁腺，甲状旁腺功能亢进，由胸外科行开胸手术。

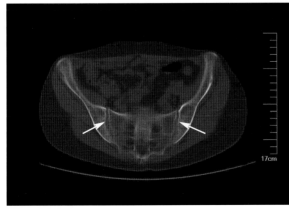

（A）骶髂关节 CT

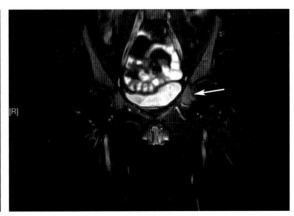

（B）骶髂关节 MRI

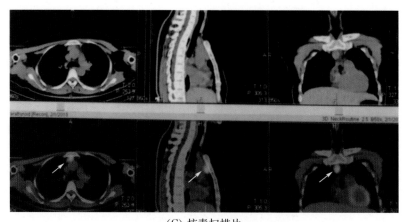

(C) 核素扫描片

图7-13　病例7-13影像学表现

小结：患者双膝关节疼痛，但未见明显肿胀，无腰背晨僵、夜间痛、翻身困难、活动后缓解等规律，不符合"炎性下腰痛"的特点；骶髂关节 CT 示双侧骶髂关节间隙显示不清，提示可能有骶髂关节炎，但髂骨多发斑片状高密度影，同时髋关节 MRI 示左侧髂骨及耻骨骨质破坏，这些不符合 AS 患者的影像学表现；患者服用足量 NSAIDs 及 TNF-α 拮抗剂治疗不能缓解腰背疼痛，不符合 AS 治疗反应；HLA-B27 阳性虽然与 AS 密切相关，但正常人群也有 2%～7% 的阳性率；患者既往有反复肾结石病史，且因此而致一侧肾萎缩。患者骨质破坏明显，髂骨受累明显，需警惕代谢性骨病。

脊柱关节炎是一种主要侵犯骶髂关节、脊柱及外周关节的慢性进行性风湿性疾病，以青壮年男性多见，临床表现为下腰部和腰骶部疼痛、僵硬，半数以上患者有外周关节受累。甲状旁腺功能亢进症，简称甲旁亢，可因关节软骨破坏，出现类似下腰痛、髋关节受累和外周关节症状，其中异位甲旁亢约占甲旁亢 20% 左右。本例是易误诊为脊柱关节炎的异位甲旁亢典型病例。

病例提供者：郝冬林（苏州市中医医院风湿免疫科）

【病例7-14】鉴别诊断：SAPHO 综合征长骨受累病例 1 例

SAPHO 综合征患者，女，28 岁。因"右股骨外侧疼痛 4 月"于 2016 年 9 月 12 日就诊于骨科。行右下肢 MRI 平扫＋增强扫描(图7-14)示右股骨中上段髓腔内异常信号(A，箭头处)，考虑骨髓瘤，不除外转移。

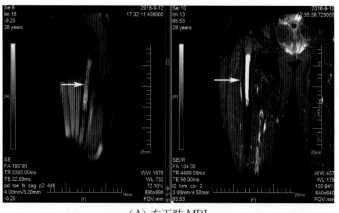

(A) 右下肢 MRI

注：2016 年 9 月 12 日右下肢 MRI 平扫＋增强扫描示右股骨中上段髓腔内见弥漫性片状长 T1、长 T2，压脂序列明显高信号，其内信号欠均匀，病变范围长约 12.8 cm，增强扫描病变呈明显强化，骨皮质内侧壁破坏明显，局部突出骨膜，可见骨膜反应，周围软组织可见斑片状长 T2 信号，增强扫描呈轻度强化

骨科考虑患者"右股骨干占位",于9月14日行"右股骨活检＋植骨术",术中快速病理学检查示骨髓组织纤维组织增生,较多急慢性炎细胞浸润。术后病理(B)示慢性骨髓炎。

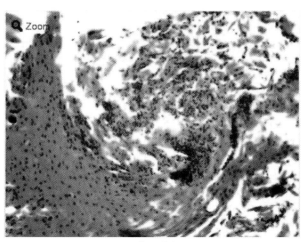

(B) 病理学表现

追问病史,患者出现手指甲变软塌陷(C,箭头处)4个月,足部皮肤疱疹、脱皮(D,箭头处)。遂行右蹒趾疱疹处皮肤活检术,术后病理(E)示掌跖脓疱病。

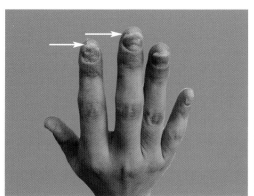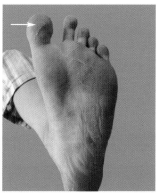

(C) 指甲改变　　　　　　　　　　　(D) 足部皮损

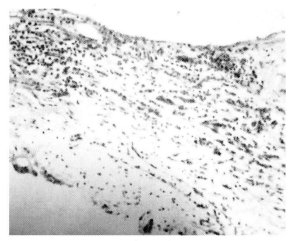

(E) 病理学表现

注:2016年9月27日皮肤病理学检查示右足表皮不规则增生、增厚,皮突延长,伴有过度角化及角化不全,表皮内可见局部脓疱形成,真皮浅层少量急慢性炎细胞浸润

考虑到患者可能是 SAPHO 综合征,遂转至风湿免疫科,并行全身骨扫描检查(F)。

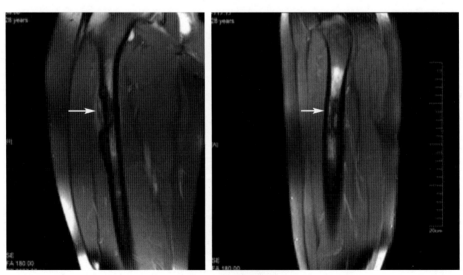

(F) 骨扫描

注:2016 年 10 月 19 日全身骨扫描示两侧胸锁关节、两侧肩关节、胸 10 椎体、两侧骶髂关节、髂骨、髋关节、两侧膝关节放射性增高,结合病史,符合临床 SAPHO 综合征,右股骨活检＋植骨术后改变

患者诊断为 SAPHO 综合征,治疗后患者皮损减轻,骨痛症状明显改善。2017 年 5 月复查右下肢 MRI(G)示髓内病变较前减轻。

(G) 右下肢 MRI

注:2017 年 5 月 12 日右下肢 MRI(箭头处)示右股骨中上段髓腔内见长 T1、长 T2、压脂序列高信号,病变范围较前无明显变化,PD 压脂信号较前减低

图 7‑14 病例 7‑14 临床及影像学表现

小结：SAPHO综合征是一种少见的累及皮肤和骨关节的慢性无菌性炎症，病名由滑膜炎、痤疮、脓疱病、骨肥厚和骨髓炎英文首字母组成。SAPHO综合征长骨受累多见于青少年，易被误诊为骨肿瘤，同时还需与骨感染性疾病、朗格汉斯细胞增生症等相鉴别，详细的问诊和查体至关重要。另外，全身骨扫描、全身MRI较X线片相比，可进一步明确全身受累的范围，有助于诊断和鉴别诊断。

病例提供者：王庆（山东省千佛山医院风湿免疫科）

【病例7-15】鉴别诊断：SAPHO综合征患者椎体受累1例

SAPHO综合征患者，女，47岁。因"腰痛伴双下肢疼痛2年"入院。查体见双手掌大鱼际、双足底可见聚集分布的多发点状脓疱（图7-15A、B，箭头处）。双肩关节压痛，左侧胸锁关节压痛，双髋关节、骶尾部压痛，右侧"4"字试验（＋）。

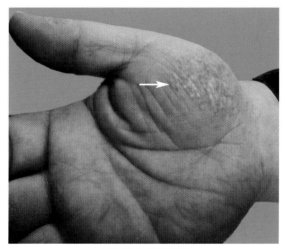
（A）手掌点状脓疱

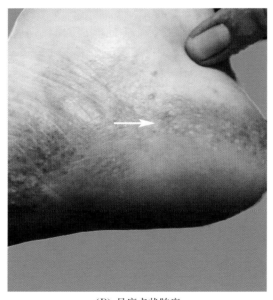
（B）足底点状脓疱

入院后完善全身骨扫描、CT 等检查,2018 年 7 月 3 日全身骨扫描示"牛头征"改变(C,红箭头处)、胸骨角、两侧第 1 前肋、两侧胸锁关节、胸腰椎多个椎体(C,蓝箭头处)、两侧骶髂关节、两侧髋关节、两侧膝关节及左侧肘关节、左侧腕关节部位放射性增高,不除外 SAPHO 综合征。

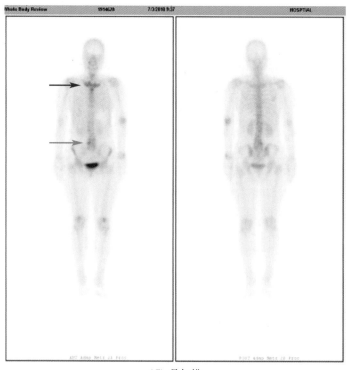

(C) 骨扫描

2018 年 7 月 5 日胸腰椎 CT 示 T11、L1~L5 及 S1 椎体内见多发高密度影(D,箭头处),并见局部许莫氏结节形成(E,箭头处),符合 SAPHO 综合征表现。

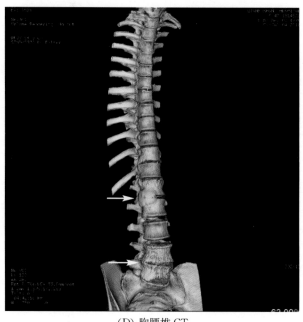

(D) 胸腰椎 CT

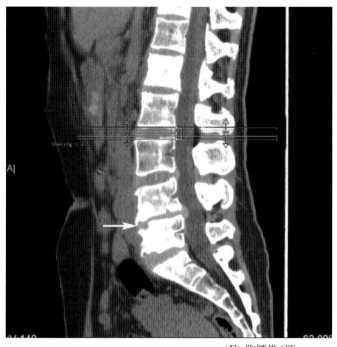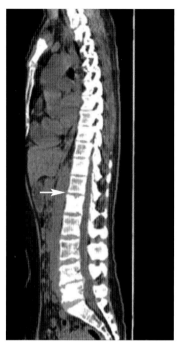

(E) 胸腰椎 CT

2018 年 7 月 5 日胸部 CT 示右侧锁骨胸骨端肥厚(F,箭头处)、胸骨肥厚,骨质密度不均匀性增高,胸骨柄与胸骨体连接处及双侧胸肋关节不规则侵蚀,第 1 胸肋关节融合(G,箭头处)。

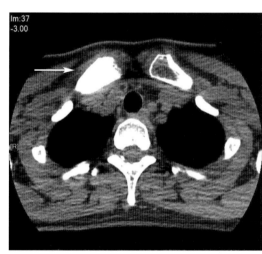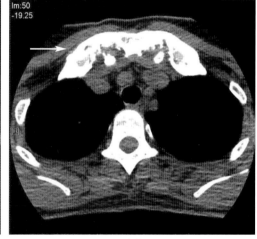

(F) 胸部 CT   (G) 胸部 CT

图 7 - 15   病例 7 - 15 临床及影像学表现

小结:SAPHO 综合征不仅可累及胸锁关节、骶髂关节,还可累及椎体及外周关节。脊柱受累 32%～52%,仅次于前上胸壁,其中胸椎最多,其次是腰椎、颈椎,易与 AS 混淆。本病可表现为单个椎体受累,也可多达 4 个邻近的椎体受累。椎体受累常表现为椎角炎、非特异性椎间盘炎、破坏性骨损害、椎体损害区域的骨硬化及椎旁骨化等形式。皮肤脓疱病、骨肥厚对诊断有重要价值。

病例提供者:王秀花(山东省千佛山医院风湿免疫科)

【病例 7 - 16】鉴别诊断：SAPHO 综合征患者骶髂关节受累 1 例

SAPHO 综合征患者,男,27 岁。8 年前出现双髋、腰背部疼痛,HLA - B27 阳性,拟诊 AS,予 NSAIDs、柳氮磺吡啶等治疗,效果不佳。6 年前开始出现颈部不适并进行性加重。2 年前 CT(图 7 - 16)示骶髂关节间隙尚可,髂骨面硬化(A,箭头处)。

2 月前上述症状加重,出现颈部、腰部活动受限、右膝疼痛,应用足量 TNF - α 拮抗剂治疗 1 月应答不良。既往无银屑病史,无 AS 家族史。

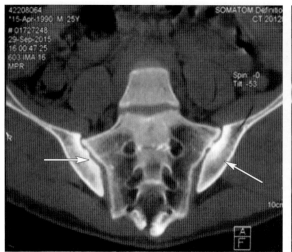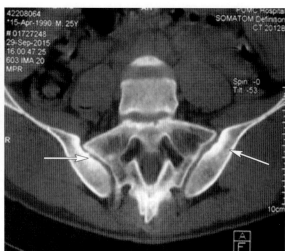

(A) 骶髂关节 CT

入院后查体可见颜面部、前胸、后背部密集分布大量痤疮样皮疹(B),胸锁关节压痛。

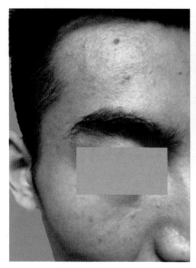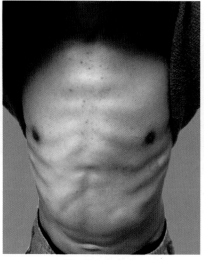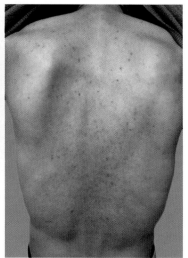

(B) 痤疮样皮疹

颈椎、腰椎 X 线片(C)、骶髂关节 X 线片(D),不符合典型 AS 表现。

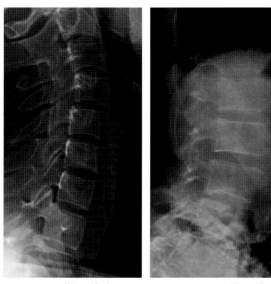

(C) 颈椎 X 线片   (D) 腰椎 X 线片

注：2017 年 11 月 29 日颈椎侧位 X 线片(C)示颈 4 椎体失稳；腰椎侧位 X 线片(D)L3/4、L4/5、L5/S1 椎间盘病变

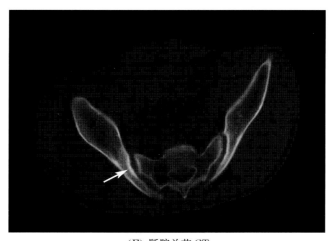

(E) 骶髂关节 CT

注：2017 年 11 月 29 日 CT 示骶髂关节间隙增宽(E,箭头处),骨质边缘硬化

进一步行骨扫描及胸锁关节,骨扫描(F)呈"牛头征"改变,CT(G)示胸锁关节受累,符合 SAPHO 综合征诊断。

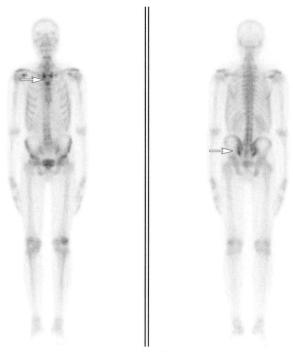

（F）骨扫描

注：2017 年 11 月 30 日全身骨扫描示两侧胸锁关节、两侧第 1
前肋、胸骨角部位放射性增高，呈"牛头征"（F，左箭头处），两侧肩关
节、T2～T8 两侧肋椎关节、两侧骶髂关节（F，右箭头处）、两侧髋关
节、右侧坐骨及 L3～L5 椎体、左侧膝关节部位可见放射性增高影。
结合病史，符合 SAPHO 综合征诊断

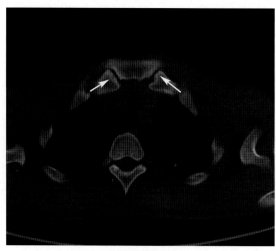

（G）胸锁关节 CT

注：2017 年 11 月 30 日 CT 示双侧胸锁关节锁骨面毛糙（G，箭
头处）

图 7 - 16　病例 7 - 16 临床及影像学表现

小结：患者青年男性，慢性病程，腰背部疼痛为主要表现，HLA - B27 阳性，易误诊为 AS。但
患者同时有与年龄不相符的大量痤疮，查体有胸锁关节压痛，骨扫描检查可见"牛头征"表现，符合
SAPHO 综合征诊断。其骶髂关节 CT 表现为关节间隙增宽、髂骨面硬化，与 AS 有所不同。

病例提供者：王占奎（山东省千佛山医院风湿免疫科）

【病例7-17】鉴别诊断：SAPHO合并唇假性淋巴瘤病例1例

SAPHO综合征患者，女，63岁。主诉胸部疼痛1年，患者1年前出现胸部疼痛，胸骨角隆起处（图7-17A，箭头处）有压痛。无胸闷憋喘、活动受限。3月前出现双手指关节末端指腹脱皮，双足散在皮损，伴有唇部皮疹（B），无发热，无阳光过敏、口腔溃疡、口干眼干，无雷诺现象，饮食睡眠可，大小便正常，体重无明显变化。否认乙肝、结核、银屑病及慢性腹泻病史。患者经胸骨X线（C）、CT（D）、MRI（E）检查。

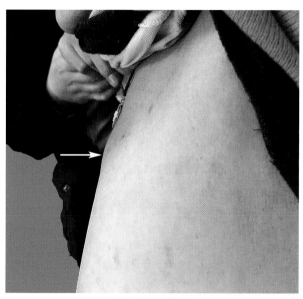

（A）胸骨角隆起

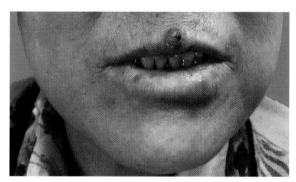

（B）唇部皮疹

皮疹病理学检查示表皮浅表糜烂伴不规则增生，细胞间水肿，未见细胞异型性，真皮全层有致密淋巴细胞浸润，可见片状淡染区，有组织细胞呈片状分布，较多吞噬现象；免疫组化检查示CD20（滤泡中心＋）、CD45RO（散在＋）、PAS（－）、CD68（散在＋）、CD3（－）、CD4（－）、CD10（－）、Bcl-2（－）、CD1α（－）及Ki-67（－）；符合假性淋巴瘤、淋巴滤泡显著增生。

因检测HLA-B27阳性，为明确是否存在骶髂关节炎，于2019年1月1日行骶髂关节MRI（F）。

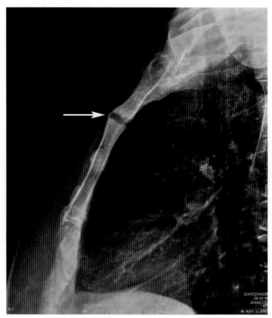

（C）胸部侧位 X 线片

注：2018 年 7 月 23 日 X 线片示胸骨角明显增生硬化（箭头处），关节面毛糙，关节间隙未见明显变窄

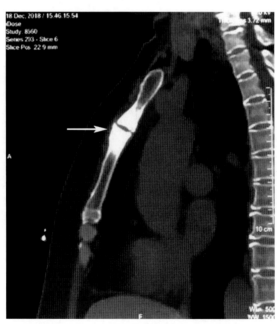

（D）胸骨 CT

注：2018 年 12 月 18 日 CT 检查示胸骨角骨质密度明显增高、增生硬化（箭头处），关节间隙变窄，硬化性骨髓炎可能

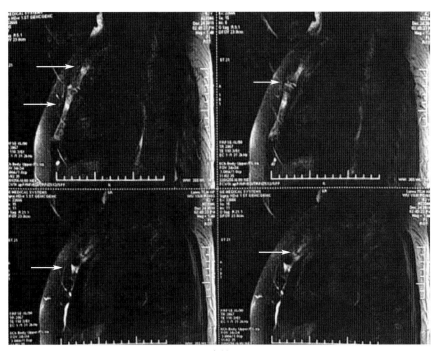

（E）胸骨 MRI

注：2018 年 12 月 24 日 MRI 示胸骨柄、胸骨体、胸骨角及胸锁关节 T2 压脂相高信号（箭头处），提示炎性表现

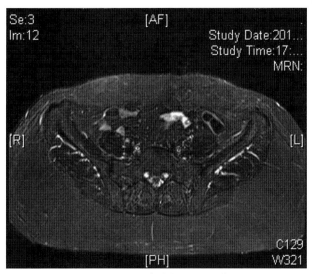

（F）骶髂关节 MRI

注：MRI 示骶髂关节退行性变，未见明显炎症信号

图 7 - 17　病例 7 - 17 临床及影像学表现

小结：虽然 SAPHO 综合征是临床罕见病，但本病例提示若出现不能解释的胸骨疼痛，要考虑到 SAPHO 的诊断；本例患者合并假性淋巴瘤，文献中并无类似资料，也不能除外为 SAPHO 综合征的另一种皮损表现，定期随访。经治疗后，患者症状明显改善。

患者中老年女性，胸骨肿痛，胸骨柄、体及交界区骨质异常信号，考虑炎症，并有骨肥厚，符合 SAPHO 综合征的诊断。该患者主要症状为胸骨疼痛，在当地血液科就诊，提示不除外骨髓瘤，故查免疫球蛋白、游离轻链排除相关疾病；查 HLA - B27 阳性，但患者为中老年女性，且骶髂关节

MRI 示退行性变,故排除 AS。

病例提供者:付敏(山东省立医院风湿免疫科)

【病例 7-18】误诊为 AS 的布鲁杆菌性脊椎炎病例 1 例

布鲁杆菌性脊椎炎患者,男,56 岁,主因腰痛 1 年,加重半年入院。腰部憋胀、疼痛,伴活动受限,无活动后缓解、夜间痛,伴晨僵;多部位不适,累及双侧胸肋处、肩、膝、双侧腹股沟区、膝、踝关节;吸气时胸痛,未诊治。

1 个月后上述症状加重,伴翻身起立困难,晨僵,化验 ESR 59.3 mm/h, CRP 7.34 mg/ml,于当地医院就诊,诊断为 AS,予以治疗,患者休息时突发上腹痛,呈进行性加重,难以忍受,不伴恶心、呕吐,无腹泻、黑便,急诊行腹部 CT 检查示腹腔多发游离气体,普外科行胃溃疡穿孔修补术,术后腹痛缓解。近半年仍有腰痛,影响活动及休息。脊柱曲度变直,前屈、后伸及侧弯三向活动受限,腰椎各棘突及椎旁肌肉压痛(+),骶髂关节压痛(-),双侧直腿抬高试验(-),左侧"4"字试验(+),右侧"4"字试验(-),枕墙距 8 cm,Schober 试验、指地距因腹部手术无法完成,全身关节无肿胀,压痛(-)。四肢肌力、肌张力正常,双下肢无水肿。

血常规检查示 WBC 12.3×10⁹/L, NEUT 93.2%, Hb 104 g/L, PLT 243.0×10⁹/L。尿常规检查示正常;ESR 74 mm/h, CRP 24.0 ng/L; IgG 6.95 g/L, IgA、IgM 正常;乙肝 5 项、抗 HIV 抗体(-)、抗 TP 抗体(-);肿瘤标志物示 CA125:76.7 U/ml,前列腺特异性抗原 7.68 ng/ml,自身抗体示类风湿因子、RAs、抗 ENAs 及狼疮组合检测(-);HLA-B27(-);布鲁杆菌凝集试验阳性。

图 7-18 腰椎 X 线片(A)示退行性改变。骶髂关节 MRI 示未见异常。腰椎 MRI(B、C)示 L2~S1 椎体骨髓水肿,L2~L4、L5~S1 椎间盘变性,考虑椎间盘炎。L2~S1 椎间盘突出伴双侧椎间孔狭窄,软组织高信号影(C,红圈处)。

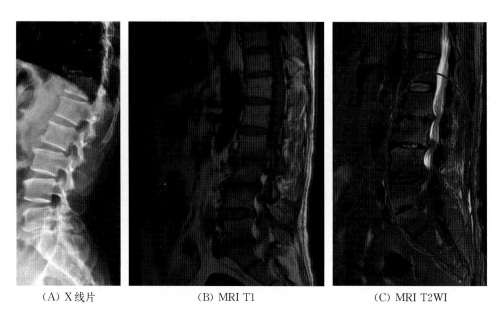

| (A) X 线片 | (B) MRI T1 | (C) MRI T2WI |

注:腰椎 X 线片(A)示多发椎体前缘骨赘形成;腰椎 MRI(B、C)示 L2~S1 椎体骨髓水肿,L2~L4、L5~S1 椎间盘变性,考虑椎间盘炎。L2~S1 椎间盘突出伴双侧椎间孔狭窄,软组织高信号影(C,红圈处)

腰椎 CT(D~F)示椎体边缘骨质破坏,呈不规则虫蚀样,骨质破坏伴骨质增生明显,病变椎体边缘大小、粗细不等的锥状骨质增生,称"花边椎"(D,红箭头处)。

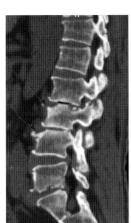
(D) 腰椎 CT

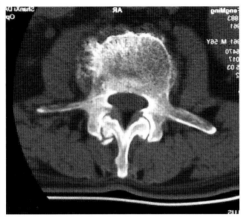
(E) 腰椎 CT

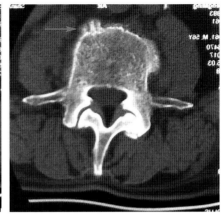
(F) 腰椎 CT

注：腰椎 CT(D～F)片示椎体边缘骨质破坏，呈不规则虫蚀样，骨质破坏伴骨质增生明显，病变椎体边缘大小、粗细不等的锥状骨质增生(F,蓝箭头处)

图 7-18 病例 7-18 影像学表现

患者于普外科行胃穿孔修补术，术后给予抑酸、护胃、补充电解质等治疗，诊断为布鲁杆菌性脊椎炎、胃穿孔、弥漫性腹膜炎。胃溃疡穿孔修补术后，予加用左氧氟沙星注射液、多西环素片等治疗。随访 1 年后患者无不适，ESR、CRP 均在正常范围内，布鲁杆菌凝集试验转为阴性。

小结：患者中年男性，病史 6 月，腰部憋胀、疼痛，伴活动受限，多部位不适，累及双侧季肋区、双肩、双侧腹股沟区、双膝、双踝关节，一过性发热，ESR、CRP 升高，HLA-B27 阴性，骨盆 X 线片示双侧骶髂关节面增生、硬化，骶髂关节 MRI 未见异常，根据 2009 年推荐诊断中轴型 SpA 的分类标准，诊断 AS 依据不足。

入院化验白细胞计数升高，炎性指标升高，布鲁杆菌凝集试验阳性，腰椎 MRI 示椎体炎、椎间盘炎、椎旁软组织密度影，诊断布鲁杆菌性脊椎炎，临床表现为持续性腰、背痛及颈部疼痛，及伴相应神经根放射痛或脊髓受压症状，关节疼痛，呈游走性，累及骶髂、髋、膝、肩、腕等关节，发热、乏力、多汗。布鲁杆菌病受累关节以周围大关节多见，累及中轴关节少见，两者均可出现中轴关节及椎体受累，易与血清阴性脊柱关节病混淆。

布鲁杆菌病多为 2 个以上椎体同时受累，椎体边缘性破坏同时又有骨质增生硬化，硬化边缘可见新的破坏灶，椎旁脓肿较局限，而 AS 多为融合性改变。椎体边缘喙状突出形成骨刺，增生的骨膜部位破坏后椎体边缘呈"花边状"，即"花边椎"。此为布鲁杆菌性脊椎炎的另一特征性表现，临床中应仔细询问流行病学史，结合实验室检查确诊，避免误诊误治。

病例提供者：崔银凤、张莉芸、许珂、张改连、郭乾育［山西白求恩医院(山西医学科学院)风湿免疫科］

【病例 7-19】误诊为 AS 的骨饥饿综合征病例 1 例

骨饥饿综合征患者，女，23 岁，主因"右髋区疼痛 3 年，腰背酸困 2 周"于 2016 年 12 月 26 日入院。2013 年 6 月跌倒后出现右髋部疼痛，伴行走活动受限，就诊当地医院，行骨盆 X 线检查示右侧耻骨下支骨折，予口服促进骨质愈合药物治疗，具体不详。2014 年 8 月因上述症状无明显改善，右髋部疼痛明显，骨折处难以愈合，未予处理。2015 年 7 月上述症状明显加重，无法行走，只能借助轮椅，诊断为慢性肾功能不全、肾性骨病、肾性贫血、代谢性酸中毒及继发性甲旁亢，予护肾治疗后出院。院外化验 Scr 最高 700 μmol/L，无恶心、呕吐，无双下肢水肿症状。2015 年 12 月行同种异体肾移植术,术后多次复查肾功在正常范围内。近2周出现腰背部酸困,无疼痛,不伴晨僵,无足跟痛、双眼发红,活动后加重,休息后可缓解。

心肺腹无阳性体征,脊柱生理弯曲存在,各椎体棘突及椎旁肌肉压痛(一),腰椎前屈、后伸、侧弯活动受限,左侧"4"字试验(+),骶髂关节压痛(一),指地距 28 cm,Schober 试验 1.5 cm,双下肢直腿抬高试验及加强试验(一),双髋关节内旋活动受限,余活动正常,关节无肿胀,压痛(一)。

辅助检查:血常规(一);尿常规:pH 6.5,Pro(一),BLD(一);肾功能:BUN 4.1,Scr 58 μmol/L;电解质:总钙 2.37 mol/L,无机磷 1.58;肝功能、心肌酶、凝血系列、甲功均未见明显异常;ESR:4 mm/h;CRP:2.5 mg/L;乙肝六项、HIV 抗体初筛、梅毒特异性抗体均(一);HLA - B27 (一);RF、RAs、抗 ENAs、ANCA 系列均(一);皮质醇节律:8 点 14.55 μg/dl;16 点 3.25 μg/dl;1.08 μg/dl;25 -羟维生素 D:22.8 ng/ml;甲状旁腺素:70.9 pg/ml;骨钙素:19.7 ng/L;血清降钙素:2.0 pg/ml;24 小时尿量:3.8 L;24 小时尿钙:12.24 mmol/24 h;24 小时尿磷:37.81 mmol/24 h。

图 7 - 19 胸部正侧位 X 线片(A)示胸腰椎骨质密度增高。双手 X 线(B)示双手第 1 掌骨、尺桡骨远段骨皮质增厚,髓腔变窄。腰椎正侧位 X 线片(C)示诸骨骨质疏松,腰椎椎体上下角骨硬化,椎体呈方形,椎小关节间隙模糊,部分消失。

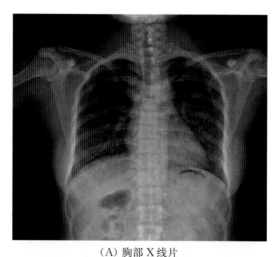

(A)胸部 X 线片

注:2016 年 12 月胸部 X 线示腰椎骨质密度增高

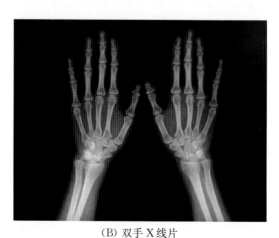

(B)双手 X 线片

注:2015 年 8 月双手 X 线片示双手第 1 掌骨、尺桡骨远段骨皮质增厚,髓腔变窄

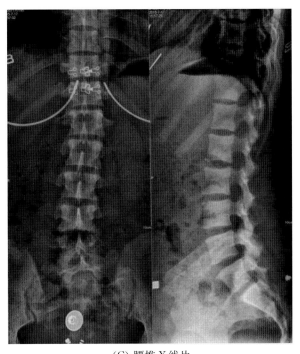

(C) 腰椎 X 线片

注：2015 年 8 月腰椎正侧位 X 线片示诸骨骨质疏松，腰椎
椎体上下角骨硬化，椎体呈方形，椎小关节间隙模糊，部分消失

　　骶髂关节 MRI 示双侧骶髂关节髂骨面硬化、轻度骨髓水肿。骨盆正位 X 线片示右侧耻骨下支骨折(D,红圈处)，骨盆骨质密度增高(E)。骶髂关节 CT(F)示髂骨面欠光滑、毛糙改变，可疑虫蚀样破坏，左侧髂骨面下小囊状低密度影；L5 左侧横突肥大与骶骨上缘形成假关节。腹部彩超检查示原双肾弥漫性改变，移植肾术后，右侧髂窝内移植肾未见明显异常。骨密度检查示髋与同年龄正常人群 Z 值 $-2.9 \sim -1.7$，腰与同年龄正常人群 Z 值 $1.6 \sim 2.9$。腰椎骨密度 $+3.36$，腰椎骨质密度增高。骨扫描(G)示全身骨骼显影。诊断为骨饥饿综合征、肾性骨病、同种异体肾移植术后，予口服醋酸泼尼松、他克莫司，吗替麦考酚脂胶囊、维生素 D 等治疗。

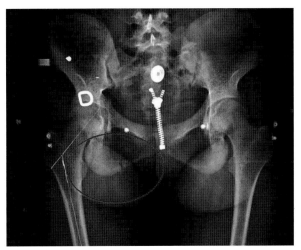

(D) 骨盆 X 线片

注：2015 年 7 月骨盆 X 线片示右侧耻骨下支骨折(红圈处)

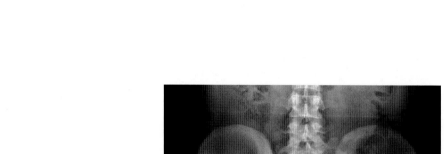

（E）骨盆X线片

注：2016年12月骨盆X线片示骨盆骨质密度增高

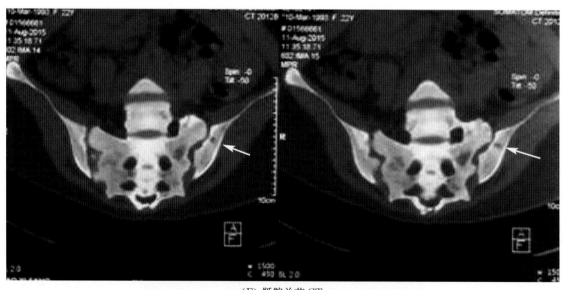

（F）骶髂关节CT

注：2015年8月骶髂关节CT示髂骨面欠光滑、毛糙改变，可疑虫蚀样破坏，左侧髂骨面下见小囊状低密度影（箭头处）；L5左侧横突肥大与骶骨上缘形成假关节

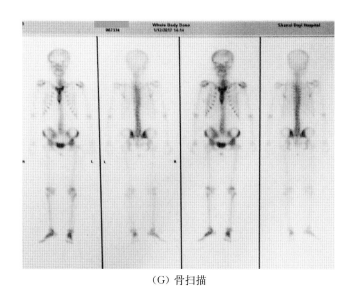

（G）骨扫描

注：全身骨扫描示胸骨显影明显，呈"领带征"，肋骨软骨连接处放射性摄取增高，呈"串珠样"

图 7 - 19　病例 7 - 19 影像学表现

小结：患者青年女性，病史 3 年，右髋痛、腰背部酸困，活动后加重，休息后可缓解，CT 示骶髂关节面毛糙，髂骨面增生硬化，化验 HLA - B27 阴性，根据 1984 年修订的 AS 纽约标准和 2009 年推荐诊断中轴型 SpA 的分类标准，诊断 AS 依据不足。

结合患者病史、症状及辅助检查，病程大致可分为以下 3 个阶段：第一阶段首发表现为病理性骨折；第二阶段诊断为慢性肾功能不全、肾性骨病、代谢性酸中毒及继发性甲状旁腺功能亢进症；第三阶段为肾移植术后，后期出现多部位骨质密度增高，见于脊柱、骨盆及双手关节。肾性骨病以骨软化发生较常见，而多处骨质硬化较少见，多见于病程较长患者，肾性骨病发病率为 20％ 左右，表现为骨小梁变粗，密度变高，可相互融合，进而出现弥漫性骨密度增高，骨硬化广泛存在。结合该患者诊断肾移植术后甲状旁腺激素（PTH）急剧下降导致的继发性骨饥饿综合征（HBS），主要出现在原发性、继发性和三发性 PTH 突然下降造成破骨细胞对骨质吸收过程停止而不影响成骨细胞成骨过程造成的血清钙离子降低的病理生理学现象。

在临床中，遇到腰背痛患者，HLA - B27 阴性，PTH 异常，钙、磷及维生素 D 代谢障碍，弥漫性骨质疏松或骨折史，后期出现多处骨密度增加，且以骨皮质成骨增强为著，应仔细询问病史，考虑是否为继发性骨饥饿综合征，避免误诊漏诊。

病例提供者：崔银风、张莉芸、许珂、张改连、郭乾育［山西白求恩医院（山西医学科学院）风湿免疫科］

【病例 7 - 20】　误诊为脊柱结核的 AS 患者 1 例

AS 患者，男，41 岁。主因"腰背痛 12 年，臀区痛 2 年，加重 2 月"于 2015 年 4 月入院。腰背痛及臀区痛活动后可减轻，伴晨僵，持续时间约 1 小时，病程中曾有低热、乏力、盗汗，无咳嗽、咳痰等症状，当地医院考虑"AS，脊柱结核"，予异烟肼、利福平、乙胺丁醇及吡嗪酰胺规律口服近 2 年，抗结核治疗 1 年后低热、乏力、盗汗症状消失，腰背痛、臀区痛略减轻。2015 年 2 月腰背痛、臀区痛再次加重，就诊于当地结核病医院，腰椎 MRI（图 7 - 20）示 T12、L1 椎体异常信号影，调整抗结核药为对氨基水杨酸、异烟肼、利福喷汀、吡嗪酰胺及左氧氟沙星口服 2 月。上述症状未改善，遂入院。其外祖父患肺结核，有结核病接触史。

脊柱前屈、后伸及侧弯受限，T12～L2 棘突及椎旁肌肉压痛（＋），双侧"4"字试验（＋）；枕墙距

3 cm,弯腰指地距 40 cm,胸廓活动度 4 cm,Schober 试验 3 cm。

血尿便常规示正常,ESR 26 mm/h,CRP 6.26 mg/L,HLA - B27(+),乙肝 6 项、甲肝抗体、丙肝抗体、戊肝抗体、梅毒特异性抗体、HIV 抗体均(一),结核分枝杆菌抗体(一),T - spot(+);胸部 CT 未见异常,骶髂关节 CT 示双侧骶髂关节面硬化,关节间隙模糊消失,关节面下可见虫蚀状骨质破坏。

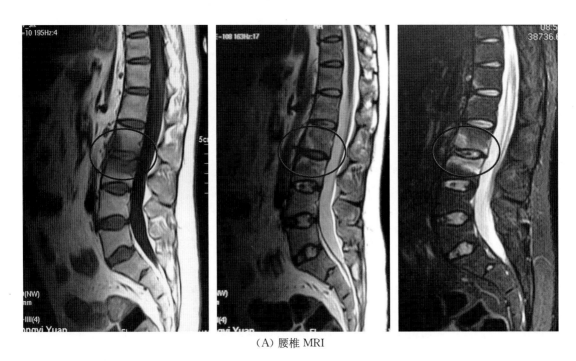

(A) 腰椎 MRI

注:2013 年 2 月 26 日腰椎 MRI 示 L2/3 椎体骨髓水肿(红圈处)

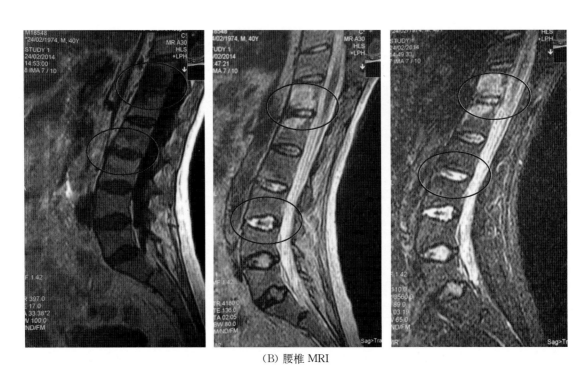

(B) 腰椎 MRI

注:2014 年 2 月 24 日,四联抗结核治疗 1 年,腰椎 MRI 示 L2、L3 椎体骨髓水肿(上红圈处),出现新病灶,T12、L1 椎体脂肪沉积(下红圈处)

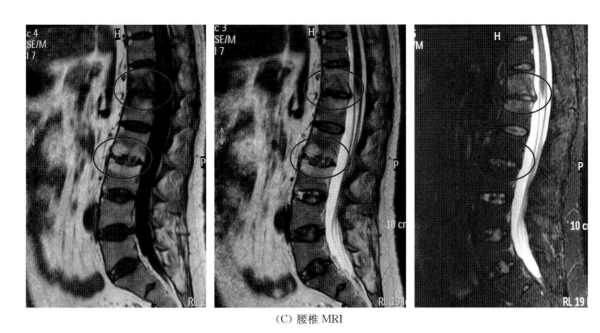

（C）腰椎 MRI

注：2015 年 2 月 10 日，四联抗结核治疗 2 年，腰椎 MRI 示 L2、L3 骨髓水肿（上红圈处），T12、L1 脂肪沉积（下红圈处）

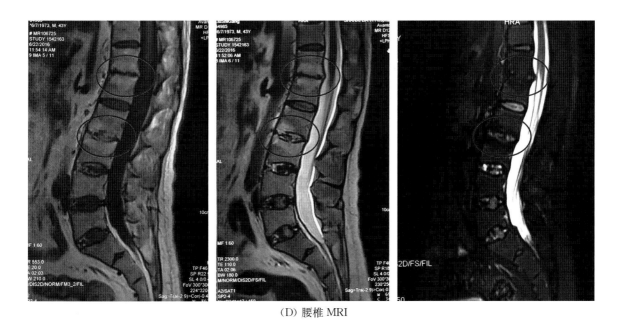

（D）腰椎 MRI

注：2016 年 6 月 22 日，腰椎 MRI 示 T12、L1、L2、L3 脂肪沉积（上、下红圈处），未再出现新病灶

图 7 - 20 病例 7 - 20 影像学表现

予 NSAIDs、csDMARDs 及 TNF - α 拮抗剂等药物治疗，随访 1 个月患者症状明显缓解，无结核中毒症状，复查 ESR 降至正常，停用抗结核药物；随访 3 个月患者无腰背痛、臀区痛，无结核中毒症状，ESR、CRP 正常，T - spot 值未增高；随访 6 个月患者病情稳定，ESR、CRP 正常，T - spot 值未增高；随访 1 年患者无不适，ESR、CRP 正常，T - spot 值未增高，腰椎 MRI 示 T12、L1 骨髓水肿明显减轻，未再出现新病灶。图 7 - 20A～D 为治疗中腰椎 MRI 的变化。

小结：该患者诊断 AS 明确，主要问题为椎体病变，因有结核病接触史，结核中毒症状，T - spot

阳性,故椎体病变曾考虑脊柱结核,予抗结核治疗 2 年,结核中毒症状消失,但腰背痛、臀区痛无改善,脊柱 MRI 出现新发病灶,AS 累及椎体可出现脊椎及椎间盘损害(Andersson 病变),故考虑 AS 的 Andersson 病变,经 NSAIDs、csDMARDs 及 TNF-α 拮抗剂治疗后,症状及椎体病变均明显减轻,未出现新发病灶,T-spot 值未升高,进一步支持该诊断。由于无法解释患者的结核中毒症状,T-spot 阳性,故结核仍不能除外。该病例提示临床医师 AS 脊柱病变与脊柱结核极易混淆,针对此类病例应仔细鉴别,避免误诊误治。

病例提供者:马丹、张莉芸、张改连、许珂[山西白求恩医院(山西医学科学院)风湿免疫科]

【病例 7-21】误诊为 AS 的地方性氟骨症病例 1 例

患者,女,67 岁。腰背痛 40 年,后凸畸形 30 年,加重 7 年。诊断为地方性氟骨症。查体示脊柱生理弯曲消失,腰背后凸畸形,胸椎及腰椎各棘突压痛(+),双"4"字试验(+),枕墙距 11 cm,指地距 6 cm,Schober 试验 1 cm,胸廓扩张度 2 cm,外周关节无肿胀,压痛(-),双膝关节可触及骨擦感。图 7-21A~I 为患者影像学改变。

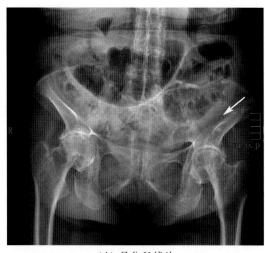

(A) 骨盆 X 线片

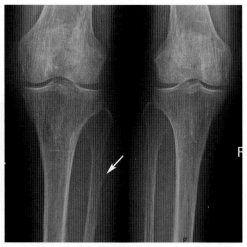

(B) 双膝 X 线片

注:骨盆 X 线片示双侧骶髂关节间隙消失,双髋关节边缘骨质增生(A,箭头处);双膝 X 线片示骨赘形成(B,箭头处),双侧腓骨骨膜硬化

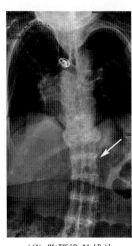

(C) 胸腰椎 X 线片

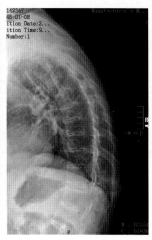

(D) 胸腰椎 X 线片

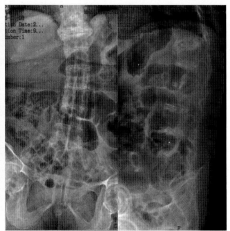

(E) 胸腰椎 X 线片

注:胸腰椎 X 线片(C~E)示椎体竹节样变(箭头处),椎体上下缘密度增高

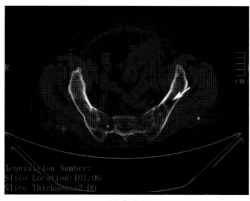

(F) 骶髂关节 CT

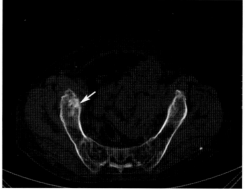

(G) 骶髂关节 CT

注：骶髂关节 CT 示双侧骶髂关节间隙部分融合，关节无破坏，骨质密度增高及减低交替(F、G,箭头处)

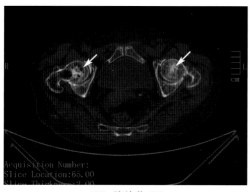

(H) 髋关节 CT

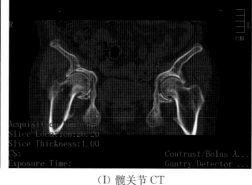

(I) 髋关节 CT

注：髋关节 CT(H,I)示髋臼、股骨头骨质密度增高及减低交替(H,箭头处)

图 7 - 21 病例 7 - 21 影像学表现

血尿便常规、ESR、CRP、肝肾功、碱性磷酸酶、钙、磷、甲状旁腺激素、肿瘤标志物示正常；HLA - B27(-)。腰椎及右髋骨密度示骨质疏松,右髋以三角区为著,T 值-4.50,腰椎以 L1 为主,T 值-2.48。

治疗予食用清洁水,抗炎止痛、补充二膦酸盐、钙剂、活性维生素 D 等对症治疗。

小结：AS 及地方性氟骨症均可表现为腰背痛、关节痛及晨僵,病情发展出现腰背活动受限,脊柱竹节样变,两者极易混淆。根据氟的来源,地方性氟骨症分为高氟水型氟骨症(多见于我国北方)、高氟茶型氟骨症(多见于我国四川省)、燃煤污染型氟骨症(多见于我国湖北、四川和贵州等省)。其中饮水型氟中毒在全球范围内均有流行,截至 2012 年底,我国 28 个省份 135 个区县存在饮水型氟中毒,氟骨症患者大约有 300 多万人,经国家积极改善水质、广泛普查等措施,饮水型氟中毒在一定程度上得到控制,但仍不容忽视。对于临床医师,遇到患者出现腰背痛、关节痛、脊柱竹节样变等表现时,应广开思路,仔细鉴别诊断,减少误诊误治。

病例提供者：马丹、张莉芸、张改连、许珂[山西白求恩医院(山西医学科学院)风湿免疫科]

【病例 7 - 22】对称性多关节炎型 PsA 病例 1 例

PsA 患者,男,52 岁。因"多关节肿痛伴全身皮疹、脱屑 12 年,加重 2 月"入院,12 年前确诊银屑病但未正规诊治,近 2 月关节肿痛、皮疹明显加重,双手日常活动能力明显受限。无明显颈胸椎、下腰及臀区不适。

四肢、躯干散在斑块状暗红色皮疹(图7-22A、B、C),表面覆鳞屑,双手多发近端指间关节、远端指间关节、掌指关节1~3屈曲畸形,部分手指缩短,双腕肿胀,活动受限。

X线片示双手第1~4掌指关节、第2~4近端指间关节多发骨质破坏,关节间隙狭窄,部分关节半脱位(D,红箭头处),2~4远端指间关节多发骨质破坏,关节面多发骨质破坏,部分关节呈笔帽样改变(D,黄箭头处),CT(E)示骶髂关节未见明显异常。

予英夫利西单抗、甲氨蝶呤、柳氮磺砒啶、沙利度胺、氯诺昔康治疗2周,患者皮疹明显消退(F)。此后规律治疗随访1年,皮疹完全消退未再出现,双手肿痛好转,活动能力明显改善,生活可以自理。

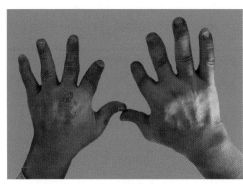

(A) 双手皮疹

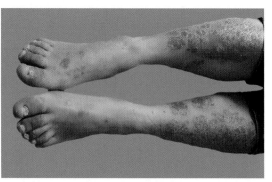

(B) 下肢皮疹

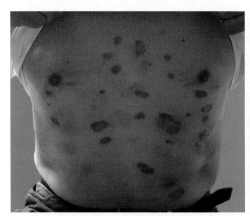

(C) 治疗前皮疹

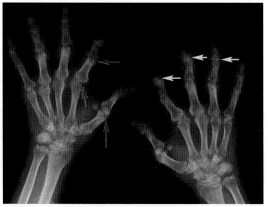

(D) 双手X线片

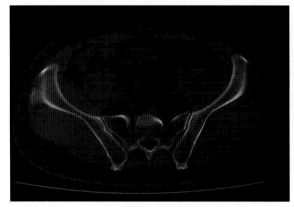

(E) 骶髂关节X线片

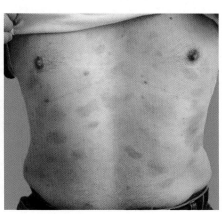

(F) 治疗后皮疹

图7-22 病例7-22临床及影像学表现

小结：PsA 的关节表现有多种类型。例如，寡关节炎型、对称性多关节炎型、毁损型、远端指间关节炎型、脊柱关节炎型，不同类型关节损害也可出现在同一患者。本例患者表现为对称性多关节炎型，掌指关节、近端指间关节、远端指间关节均出现明显骨质破坏，关节表现和类风湿关节炎难以鉴别。但患者有典型的银屑病皮肤损害，手指关节有短缩畸形，支持 PsA 诊断。治疗上积极应用生物制剂联合多种 csDMARDs 快速有效控制患者皮疹、关节炎症损伤。

病例提供者：王俐（安徽省立医院风湿科）

【病例 7-23】 斑块型银屑病、PsA 病例 1 例

PsA 患者，男，33 岁。10 年前诊断斑块状银屑病，6 年前出现以双足趾关节、双手远端指间关节为主的关节肿痛，1 年前出现炎性腰背痛。查体可见双下肢（图 7-23A）、胸部（B）、背部（C）分布斑片状红斑（其中胸部、背部颜色消退），覆盖厚层鳞屑，剥脱鳞屑见点状出血，双手（D）多远端指间关节肿胀、压痛，指甲顶针样改变；双足（E）趾间关节肿胀、压痛，部分足趾腊肠样改变，趾甲肥厚、脱离、甲癣样改变。

2019 年 4 月，医院就诊查 CRP25.1 mg/L，类风湿因子和抗 CCP 抗体均正常，HLA-B27 阴性，ANA/ENAS 阴性。双手 X 线片（F）示双手部分指间关节关节面模糊、关节面下骨质缺损、关节间隙狭窄；双足 X 线片（G）示左足多发跖趾及𧿹趾趾间关节面毛糙、骨质破坏；骶髂关节 CT（H）左侧骶髂关节间隙稍模糊。诊断为斑块型银屑病、PsA。

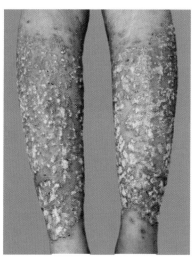

（A）双下肢皮疹

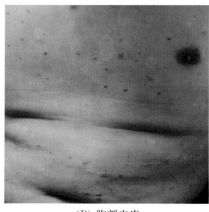

（B）胸部皮疹

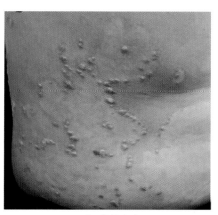

（C）背部皮疹

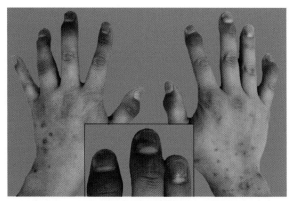

(D) 双手外观

注：双手多发远端指间关节红肿伴指甲点状凹陷（顶针样）改变

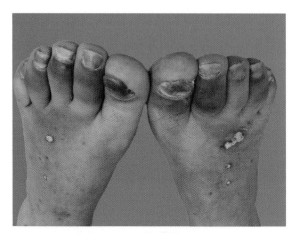

(E) 双足外观

　　注：双足趾间关节肿胀，右足第 2、4 和左足第 1、2、4 足趾腊肠样改变，部分趾甲肥厚、脱离、变色及甲癣样改变，足背可见银屑病皮损

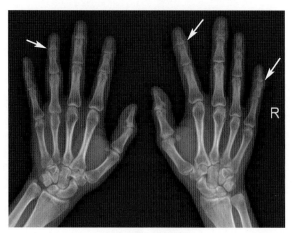

(F) 双手X线片

　　注：双手X线片示左手无名指远端指间关节面模糊（箭头处），右手示指、小指远端指间关节面下骨质缺损（箭头处）

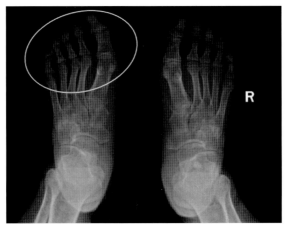

(G) 双足 X 线片

注：双足 X 线片示左足踇趾、第 4、5 趾近端趾间关节面毛糙
及骨质破坏（圆圈所示），双足多发远端趾间关节骨质增生改变

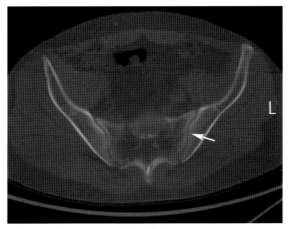

(H) 骶髂关节 CT

注：CT 示左侧骶髂关节间隙稍模糊（箭头处）

图 7-23 病例 7-23 临床及影像学表现

小结：青年男性，罹患斑块型银屑病 4 年后出现了以双侧手、足远端指/趾关节受累为主的关节病变。虽然患者表现为对称性关节炎、骨侵蚀性破坏，但以远端为主，并伴有中轴关节受累表现，且脊柱关节炎类疾病常伴有腊肠指/趾、甲肥厚、脱离、癣样和顶针样改变等多种指/趾甲受累表现。本病例非常适合 PsA 临床教学，可直观感受 PsA 的多种临床表现。

病例提供者：厉彦山、张振春（临沂市人民医院风湿免疫科）

【病例 7-24】对称性多关节炎型合并脊柱型 PsA 病例 1 例

PsA 患者，男，62 岁。主诉周身皮疹 20 年，多关节肿痛 15 年，加重 3 月。患者 20 年前无明显诱因出现周身皮疹，主要散在分布于头皮、四肢，皮疹约黄豆粒大小，红色皮疹，伴脱屑，无瘙痒，未在意、未系统诊治。15 年前出现多关节肿痛，主要累及双手部分远端指间关节及双侧跖趾关节，伴腰部疼痛，仍未在意。随后左下肢胫前皮疹逐渐融合成片，周围边界清楚，左手示指指间关节融合短缩。3 个月前无明显诱因上述关节肿痛加重，遂来就诊。

查体可见患者周身片状红斑(图7-24A、B),上覆鳞屑,界限清楚。左手示指指间关节短缩畸形(C),右足第2趾近端趾间关节肿胀,双侧"4"字试验(+)。辅助检查示 ESR 29 mm/h,CRP 25.3 μg/ml,类风湿因子<11.3 IU/ML,HLA-B27 阴性。

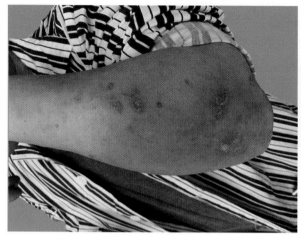

(A) 上肢皮疹

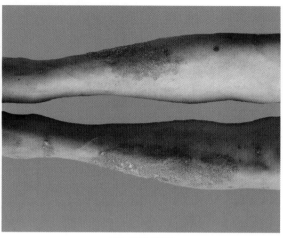

(B) 下肢皮疹

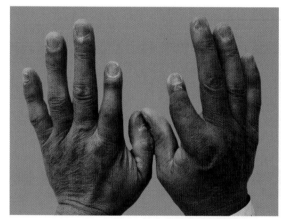

(C) 双手外观

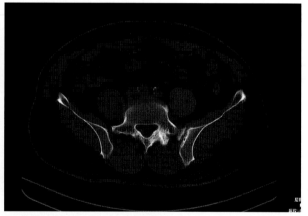

(D) 骶髂关节 CT

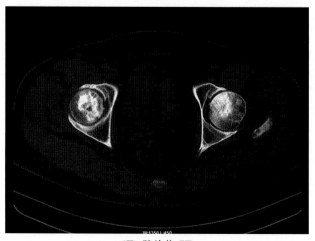

(E) 髋关节 CT

图7-24 病例7-24临床及影像学表现

骶髂关节 CT(D)示左侧骶髂关节面明显毛糙,有虫蚀样改变,符合 PsA 骶髂关节受累特点。髋关节 CT(E)示髋关节间隙稍变窄,关节面可见硬化缘,双侧股骨头内可见斑片状高密度影及少许密度减低区,右髋为著,周围软组织未见明显异常改变。

小结:本病例特点为:①老年男性,中年起病,慢性病程;②皮疹:病初表现为散在分布于头皮及四肢,约黄豆粒大小,红色皮疹,无瘙痒,伴脱屑,随后左下肢胫前皮疹逐渐融合成片,周围边界清楚,符合寻常型银屑病表现;③多关节炎型合并脊柱炎型:主要累及双手部分远端指间关节、跖趾关节、髋关节及骶髂关节,X 线片提示骶髂关节、髋关节骨质破坏;④炎性指标升高(ESR 29 mm/h,CRP 25.3 ug/ml),类风湿因子和抗 CCP 抗体均正常,符合 PsA 特点,并提示病情活动。

病例提供者:赵林、孔晓丹(大连医科大学附属二院风湿科)

【病例 7-25】关节炎型、寻常型 PsA 病例 1 例

银屑病、PsA 患者,男,75 岁。患者周身皮疹 10 月余,间断双手关节肿痛 3 月。10 月前无明显诱因出现周身皮疹,瘙痒明显,表面可见脱屑,无发热,无口腔溃疡、口干眼干,无脱发,无雷诺征,无肌肉酸痛,于医院就诊,考虑银屑病,给予药物治疗,具体不详,患者症状未见明显缓解。

3 月前患者出现右手关节肿痛,后逐渐出现双手示指近端指间关节肿痛,伴活动受限,四肢躯

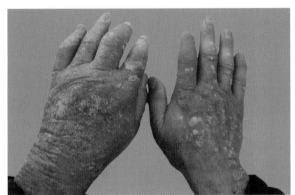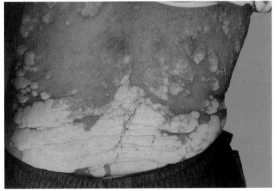

(A) 治疗前皮损

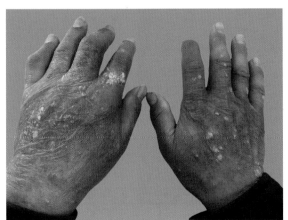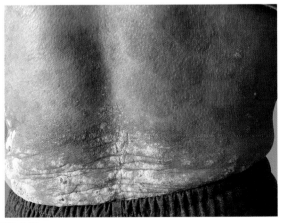

(B) 治疗后皮损

图 7-25　病例 7-25 临床表现

干皮肤密集皮疹,可见鳞屑、结痂(图7－25A)。右手拇指关节、双手示指近端指间关节肿胀,屈曲、背伸障碍,压痛。治疗予来氟米特片、洛索洛芬钠片、甲氨蝶呤、重组人Ⅱ型肿瘤坏死因子受体-抗体融合蛋白。治疗后(B)患者双手关节肿痛好转,无发热,皮肤瘙痒较前减轻,无新发皮疹。

小结:根据银屑病的临床和病理特征,一般可分为寻常型、关节炎型、脓疱型、红皮病型4种类型。此患者同时有关节炎型和寻常型两种类型银屑病皮疹,对短时间内皮疹范围广,关节侵蚀进展迅速的患者,应当早期诊断,积极治疗,生物制剂联合传统DMARDs可以较快控制疾病进展。

病例提供者:邓长财(天津市第四中心医院风湿免疫科)

【病例7－26】PsA关节严重畸形病例1例

PsA患者,女,73岁。关节疼痛、脱屑性皮疹21年,加重1月。1998年起患者无明显诱因出现腰骶、双髋活动不利,影响下肢行走,ESR偏高,治疗后关节症状好转,继而出现四肢、躯干散在斑块性脱屑性皮疹,伴指甲肥厚,诊断为银屑病,予外用膏药对症处理,停药后关节症状复起,关节肿痛累及双手、双足,就诊后诊断为PsA。

患者腰背、手足关节症状反复,未进一步治疗,逐渐出现双手、双腕、双足关节畸形,皮疹停用外用膏药后,躯干部分脱屑性皮疹(图7－26A)融合成片,呈淡红色。一度皮疹消退,关节症状控制良好。1月前感冒后患者出现躯干处皮疹加重,双足关节肿痛明显。

双手(B)掌指关节、近端指间关节、远端指间关节畸形,指甲肥厚;双腕肿胀,活动部分受限;双踝轻度压痛;双足趾畸形,足趾甲肥厚;双侧"4"字试验(＋),直腿抬高试验(一)。四肢、躯干皮疹消退。

X线片(C、D)示双手腕、双足符合PsA表现,多发腕、手指及足趾关节骨质破坏,多个手指、足趾关节半脱位。骨盆X线片(E)示髋关节轻度骨质增生,双骶髂关节面模糊、间隙狭窄。CT(F)示双侧骶髂关节髂骨侧关节面毛糙模糊,虫蚀样改变。

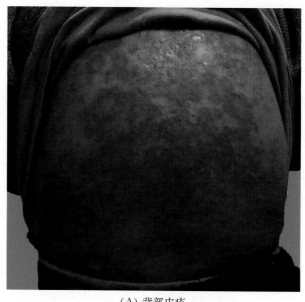

(A) 背部皮疹

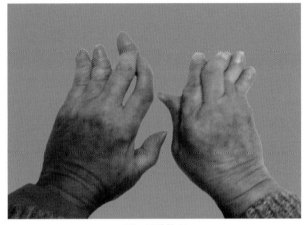

(B) 双手外观

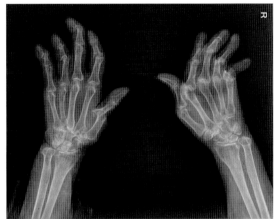

(C) 双手X线片

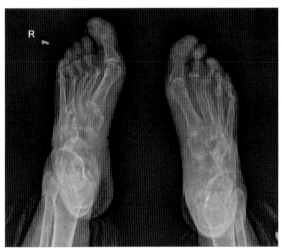

(D) 双足X线片

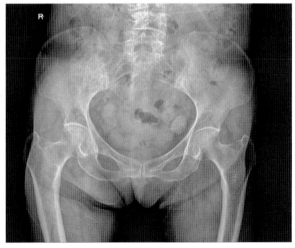

(E) 骨盆X线片

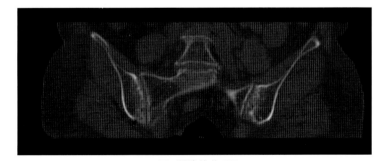

(F) 骶髂关节CT

图 7-26 病例 7-26临床及影像学表现

病例提供者：白凤敏、高维琴（上海市光华中西医结合医院关节内二科）

【病例 7-27】PsA 病例 2 例

(一) PsA 病例 1

PsA 患者,男,52 岁,头部银屑样皮疹 13 年,颈项部疼痛 3 年。曾于当地医院皮肤科诊断为银屑病,后皮疹逐渐扩散至胸部、腹部、背部及四肢伸侧。3 年前出现颈项部疼痛,夜间疼痛加重,活动后可缓解,伴翻身困难,未治疗。患者逐渐出现双手、双足指/趾甲增厚,胸肋部、双侧臀区、腹股沟区、双足底痛,遂予药物治疗后症状缓解,但停药后上述症状加重。查体见患者头部、胸腹部、背部(图 7-27A)、右前臂伸侧、右小腿内侧大片状皮疹,表面覆有鳞屑;双手、双足指/趾甲板变色增厚(B),有顶针样改变,表面有横沟;颈腰部活动明显受限。

胸腰椎 X 线片(C)示 L2~L5 椎体边缘骨赘形成。颈椎 X 线片(D)示 C3~C5 椎体边缘变尖;骶髂关节 CT(E)示双侧骶髂关节髂骨面硬化,关节面明显毛糙,符合骶髂关节炎表现。

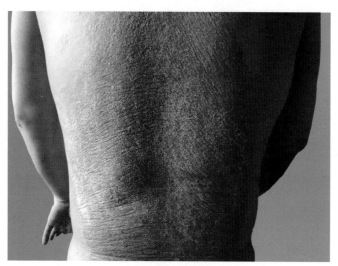

(A) 背部皮疹

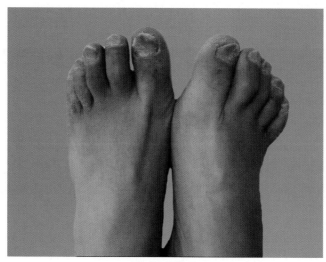

(B) 双足外观

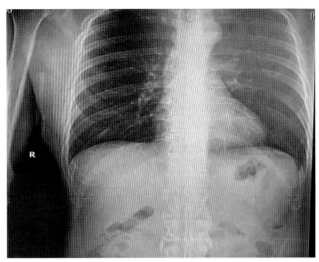

（C）胸腰椎 X 线片

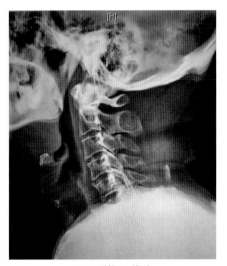

（D）颈椎 X 线片

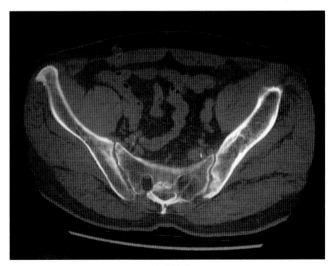

（E）骶髂关节 CT

（二）PsA 病例 2

PsA 患者，女，61 岁，额部、耳后红斑样皮疹 20 年，于当地医院皮肤科诊断为银屑病；9 年前开始出现双手、双足多关节肿痛，逐渐出现双手、双足指/趾间关节变形，未行治疗。患者右侧耳后红斑样皮疹（F），表面附有白色鳞屑；双手（G）小指远端指间关节屈曲变形，右手中指近端指间关节明显肿胀，右足（H）第 1 跖趾关节、第 2～5 近端趾间关节变形，右足指/趾甲病变。

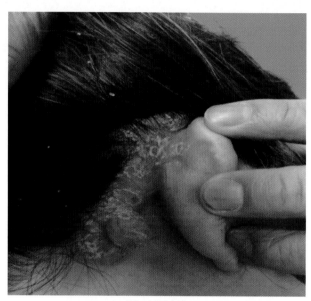

（F）右耳皮疹

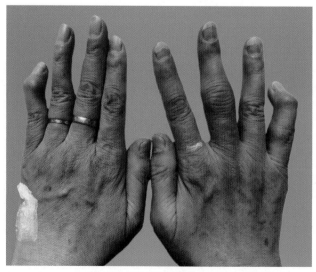

（G）双手外观

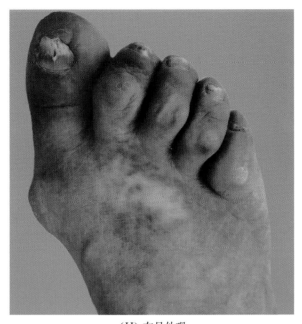

（H）右足外观

图 7 - 27　病例 7 - 27 临床及影像学表现

病例提供者：晋小荣（解放军总医院第七医学中心风湿免疫科）

【**病例 7 - 28**】中轴型脊柱关节炎合并大动脉炎病例 1 例

患者，女，22 岁，因"反复腰骶部左膝疼痛 9 月，发热 20 天"入院。患者 9 月前腰骶部疼痛晨僵，伴左膝关节肿痛，HLA - B27 阳性，CRP 62.6 mg/L，MRI（图 7 - 28A）示左侧骶髂关节炎，考虑脊柱关节炎，给予柳氮磺吡啶联合重组人Ⅱ型肿瘤坏死因子受体-抗体融合蛋白规律治疗 2 月后，腰骶部疼痛稍有改善，但左膝关节酸痛未缓解，ESR、CRP 下降不明显，20 天来出现伴低热，干咳，夜间盗汗，考虑肺部感染可能，停用重组人Ⅱ型肿瘤坏死因子受体-抗体融合蛋白，予抗感染治疗后体温恢复正常，但左膝关节仍酸痛。右上肢血压 150/90 mmHg，左上肢血压未测到，左锁骨下可闻及吹风样杂音，左膝关节压痛阳性，局部皮温不高，活动无受限。左"4"字试验（＋）。骶髂关节 CT（B）示左侧骶髂关节炎。骶髂关节 MRI（C）未见明显骨髓水肿。全主动脉 CTA（D）示左侧颈总动脉及左侧锁骨下动脉，腹主动脉及左肾动脉改变，符合大动脉炎。正电子发射计算机断层显像与计算机断层扫描技术（PET - CT）示（E）主动脉弓及其弓上分支管壁增厚，代谢轻度增高，右肺上叶后段少许炎症；鼻咽部增厚伴有代谢增高，考虑炎性可能，双侧筛窦炎症，双侧颈部炎性小淋巴结。

诊断为大动脉炎（广泛型）、脊柱关节炎，治疗上给予甲强龙 60 mg/d，治疗 7d 后，改甲泼尼龙 40 mgqd 口服，并予环磷酰胺（CTX）0.8 g 冲击，复查（2015 年 1 月 15 日）ESR 78 mm/h，CRP 12.9 mg/L，随访至 CTX 冲击第 4 次，复查炎症指标正常，患者关节酸痛症状稍缓解，右上肢血压 138/78 mmHg，左侧血压未测及，左侧桡动脉未触及搏动，随访中。

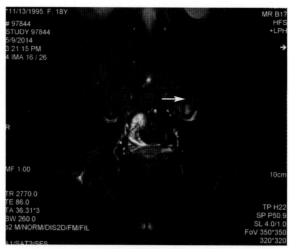

（A）骶髂关节 MRI

注：2014 年 5 月 9 日 MRI 示左侧骶髂关节炎（A，箭头处）

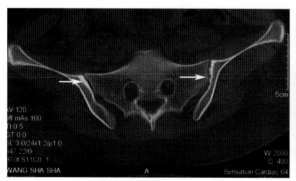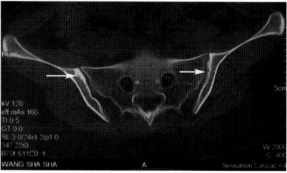

（B）骶髂关节 CT

注：2015 年 1 月 4 日 CT 示骶髂关节髂骨面硬化、毛糙（B，箭头处）

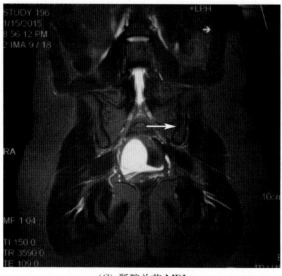

（C）骶髂关节 MRI

注：2015 年 1 月 15 日 MRI 示骶髂关节炎消失（C，箭头处）

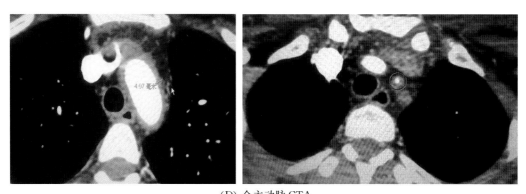

（D）全主动脉 CTA

注：左颈总、左锁骨下管壁增厚（左图绿色标记），管腔明显狭窄（右图红圈）

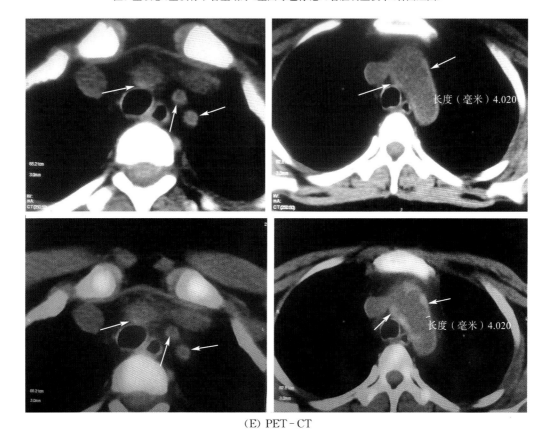

（E）PET - CT

注：左图箭头示左颈总、左锁骨下管壁增厚，FDG 摄取轻度增高，SUV$_{max}$＝3.4，右图箭头示主动脉管壁增厚

图 7 - 28 病例 7 - 28 影像学表现

小结：大动脉炎和脊柱关节炎均为慢性炎症性疾病，共存同一患者少见，1961 年首次报道 4 例，迄今已有 27 例。虽其机制不清但有研究认为两者有共同的病因和发病机制，即基于主动脉和骨骼附着点炎之间具有抗原同源性发生了分子模拟；大动脉炎可能基于脊柱关节炎感染作为诱因导致的免疫异常；脊柱关节炎累及主动脉炎及其瓣膜病和大动脉炎累及关节提示两种疾病之间有联系。临床工作中需要警惕脊柱关节炎的年轻女性出现全身游走性疼痛伴有发热（不稳定的发热能自然减退）、贫血、ESR 和 CRP 成比例/不成比例升高，尚不能用疾病本身解释或应用生物制剂过程中出现 ESR 未降反升时，需进一步查因，以避免漏诊或误诊。

病例提供者：武加标（常州市武进人民医院风湿免疫科）

图书在版编目(CIP)数据

中国风湿病图谱.脊柱关节炎分册/张奉春,黄烽,戴生明主编. —上海：复旦大学出版社,
2021.1
ISBN 978-7-309-15423-8

Ⅰ.①中…　Ⅱ.①张…②黄…③戴…　Ⅲ.①脊柱病-风湿性关节炎-诊疗-图谱
Ⅳ.①R593.2-64

中国版本图书馆 CIP 数据核字(2020)第 233957 号

中国风湿病图谱.脊柱关节炎分册
张奉春　黄　烽　戴生明　主编
责任编辑/王　瀛

复旦大学出版社有限公司出版发行
上海市国权路 579 号　邮编：200433
网址：fupnet@ fudanpress.com　http：//www.fudanpress.com
门市零售：86-21-65102580　　　团体订购：86-21-65104505
外埠邮购：86-21-65642846　　　出版部电话：86-21-65642845
上海丽佳制版印刷有限公司

开本 889×1194　1/16　印张 15　字数 413 千
2021 年 1 月第 1 版第 1 次印刷
印数 1—5 500

ISBN 978-7-309-15423-8/R·1848
定价：268.00 元